統合失調症臨床の経験　心の平和をめぐって

工藤潤一郎　著

ラグーナ出版

まえがき

私が今までに書いてきた論文やエッセイを書き直して一冊の本にすることにしました。それぞれを発表した時期は二〇年以上前から数年前とさまざまですが、私が臨床で悩み考えてきたことを私なりに努力して書きました。

二〇世紀を代表する統合失調症の臨床家であったスイスの精神科医、マンフレート・ブロイラー（一九〇三～一九九四年）は「患者さんのそばで過ごそう」と提唱しましたが、この提唱のとおりに統合失調症の臨床においては、患者さんがどのように生きてきたのか、どのような境遇にあってどのような苦労をしてきたのか、また、その中でも小さな楽しみを持っているのかなどを想像しながら接していく姿勢が最も大切なことであると思います。患者さんの苦労はほんとうに多大ですが、本書においてそれをわずかでも表現できていればと思います。

表紙にさせていただいた絵は、十数年前に新宿区落合のカフェ＆作業所で購入しました。心の平和が静かに描かれていると思います。

また、友人のラグーナ出版代表、川畑善博さんは心のこもった素晴らしい編集後記を書いてくださいました。川畑さんとは二〇一二年の統合失調症臨床研究会以来のお付き合いですが、まさしく一期一会と思います。

ところで、本書の出版準備中であった二〇二〇年三月に精神科病院での凄惨な事件が報道されました。神戸市内にある精神科病院で看護師と看護助手の複数名が入院中の患者を虐待していたというのです。虐待された患者は六〇歳代から七〇歳代で統合失調症の方が多かったと聞くので、おそらくは長期入院されている方々ではないのかと想像します。一九八四年に社会問題になった宇都宮病院のような事件がなぜ繰り返されるのでしょうか。また、どのようにしていけば防ぐことができるのでしょうか。このような事件が起きると、病院内で新たに研修会などが開かれるようになり、厚生労働省や自治体の監査や指導も厳しく行われるようになります。これらのことはもちろん大切であると思いますが、現場ですぐにでも始められることにはどのようなことがあるのでしょうか。

私の考えですが、まず、医師をはじめとする職員が患者に挨拶をしながら病棟内をよく歩き、患者から話しかけられればそれに答え、患者が実際に一日をどのように過ごしているのかを知ることが大切であると思います。また、医師だけでなく他の職員もカルテをよく読むことが大切であると思います。

私は先輩の医師から「とにかくカルテをよく読むように。厚いカルテも初めはざっとでもよいから読むように」と指導されたことがありました。長期入院の方々の分厚くなったカルテをできれば一人でではなく、多職種の複数名で少しずつでも読み合わせをしていくことがよいのではないでしょうか。医師の記録は字が読みづらい場合が多いので、看護記録だけでも読み合わせをしていけばよいのではないでしょうか。

私が勤務していた病院では「患者さんの病いと治療の歴史を知り、その苦労を想像しながら接しよう」という標語が掲げられたことがありました。病棟内をよく歩くことと分厚くなったカルテを読むことには時間と労力がかかりますが、このことで患者の多大な苦労の一端をわずかでも知ることができれば、患者への敬意が自ずと生じてくるのではないのかと思います。

本書には、中井久夫先生（神戸大学名誉教授）の「寛解過程論」（「精神分裂病状態からの寛解過程」、宮本忠雄編「分裂病の精神病理二」、東京大学出版会、一九七四年）の用語がたびたび使われています。そのため、「寛解過程論」をご存じでない方がお読みになる場合の理解の補助として、その用語の簡単な解説を加えます。

統合失調症の急性期直後から始まる寛解過程（回復過程）は三つの時期に分かれます。（一）臨界期　急性期と寛解期（回復期）の間にある時期です。発熱、下痢、めまい、頭痛などの多彩な自律神経症状や悪夢、向精神薬の副作用の増強などが生じやすい時期です。微熱や悪夢などが一時的に認められるだけで、身体症状が目立たない場合もあります。
(二) 寛解前期(回復前期) 消耗や不活発などの疲れが目立つ時期です。睡眠時間が長くなり、臥床して過ごすことが多くなります。新聞やテレビなどは理解しづらく、体の動きづらさも続きます。その一方で、心のゆとりが少しずつ生まれてきます。人といても不安になることが少なくなり、人との関わりを少しずつ求めるようになります。夢の内容が明るくなる場合もあります。
(三) 寛解後期(回復後期) 季節感が回復し、人といても気疲れすることが少なくなります。また、身体の好不調がわかるようになります。心に平和がもどってきます。
急性期、臨界期、寛解前期、寛解後期のいずれの時期も、その時期にとどまって、次の時期に移行していかない場合があります。特に、寛解前期にとどまりつづけている場合が多いといわれています。このことには、治療スタッフや家族などの人との関わりや、治療環境などが少なからず影響しています。

本書の中で遷延《せんえん》化という用語が使われていますが、上記のいずれかの時期にとどまり続けているという意味です。また、一般に、慢性期と呼ばれる時期は、上記のいずれかの時期が、年単位にわたって遷延化していると考えられます。

最後になりましたが、今までお世話になってきた先輩や友人の精神科医の皆さん、精神科病院で一緒に働いた看護師やコメディカルの皆さん、そして何よりも多くの患者さんの励ましや支えがあって、私は何とかやってこられたとつくづく思います。心から感謝します。また、本書を出版していただいたラグーナ出版の森越まや先生と川畑善博さんをはじめとする職員の皆さんに心から感謝します。

二〇二〇年五月　工藤潤一郎

目次

第一部　統合失調症の臨床

第一章　見逃されやすい症状

一　統合失調症で見逃されやすい症状

「私が精神医療に希望するとしたら、病的なものだけをとり出すのでなく、むしろ、病的なものをこうむっている心身のほうに注目することであり、そうすれば、それはおのずと経過研究になり、回復の論理を照らし出すことになると私は思う(1)」

「一般に、精神科医は、その参照枠によって、患者には病気と思っていないものを病気と宣言する反面、患者が病気とするものを斥《しりぞ》けてきた嫌いがあるのではないか。精神科の病いであろうとなかろうと、患者の方が病気の判断に関して正しいとはいえないが、訴えについては、これを先入見なしに公平にきめこまかに聞くことが重要であると思う(2)」

はじめに　―家族会での質問―

神奈川県藤沢市で精神科のクリニックを始めてから約六年間経った。この間にこの地域のいくつかの家族会や保健所主催の講演会に招いていただいた。本章の一は、平成二九年の講演会の内容をもとにしている。

この会の参加者は三〇人ほどで、地域の家族会の方々が多かった。「統合失調症で見逃されやすい症状」というタイトルで話題を提供したところ、今までの会の中では参加者からの質問が最も多かった。「私のこどもは目がつることが治らない。眼科でも診てもらった。初めの担当医からは仕方がないと言われた。次の担当医からは薬を出してもらったけれど治らない。どうしたらよいですか？」、「私のこどもは病気になってから字がとても小さくなったけれど、どうしてですか？」など、きわめて切実な質問ばかりだった。

見逃されやすい症状

私が精神科医になったのは一九八七年で、精神保健法が施行された年だった。この法律は、その数年前にあった宇都宮病院事件を象徴とするような精神科病院における患者さん（以下、患者と略す）の人権や待遇を改善していこうという一つの表れだった。また、『中井久夫著作集』の刊行が一九八四年、『精神科治療学』の創刊が一九八六年で、これからの精神科では患者が少しでも希望を持って回復に向かっていけるような臨床をやっていこうという機運が盛り上がり始めたころだった。

私が初めて勤務した精神科病院は東京都調布市にある青木病院だったが、その当時、この病院に勤務していた星野弘先生から「良い論文」として初めて紹介された論文が山口直彦先生の「分裂病者の訴える知覚変容を主とする発作症状について(3)」だった。星野先生からは「小さな観察が大切」と教えられた。山口先生は患者の手記を集めて読んでいたが、その中でこの発作症状に気がついたという。この症状が知られるようになってから、苦痛が少し和らぎ回復が進んだ患者が少なからずいた。

この症状のように、患者やその家族から語られることはあるが、幻覚や妄想などの統合失調症の中心にあると考えられている症状よりは重視されることがはるかに少なく、しかし、治療的には幻覚や妄想と同等かあるいはそれ以上に重要であるかもしれない、統合失調症で見逃されやすい症状を取り上げてみたい。

（一）知覚変容発作と眼球上転発作などの「目」の症状

「目チカ」「目がつる」などと訴える患者がいる。クロキサゾラムやブロマゼパムなどの抗不安薬が効果がある。統合失調症の症状の辺縁にあるこのような小さな症状に治療的な関心を持つ精神科医とそうでない精神科医がいる。

「目チカ」などと患者から表現される知覚変容発作とは、統合失調症の慢性期の患者に多く認められる発作症状で、山口先生が報告したケースでは「机の木目やチリがクッキリきわだって見える」、「明暗のコントラストがはっきりする」、「普段は気にならないものにどうしても目がいってしまう」などと訴えられる視覚次元の変容体験である。好発時刻は夕方で、患者は自己違和的な状態として積極的に治療を求めることが多い。

私が担当している四〇歳代の男性患者にも知覚変容発作があった。二〇歳代に発病して数年後に発作を訴えて、その当時の担当医からクロキサゾラムを処方されて発作が消褪した。クロキサゾラムの処方以前には眼科に通院していた。

眼球上転発作のある患者も症状の軽重、持続時間の差はあってもかなりいる。知覚変容発作と同様に向精神薬の種類や量に関連するのかどうか議論は分かれているが、「目がつることがありませんか？」と尋ねれば多くの患者に通じる。こういう症状は短時間であれば我慢して訴えない場合が多い。家族から聞いて初めて知ったこともあった。私は診察の話題の一つとして聞くことがある。青木病院の夜の回診でも「目がつる」と訴える患者が複数名いた。数年前にクリニックに転院してきた三〇歳代の女性にも眼球上転発作があった。発作は仕事がある日に限られていて午後四時すぎに多かった。前医は向精神薬による錐体外路症状と考えてビペリデンを処方したが効果がなかった。ブロマゼパムを定期薬に加えてから発作はなくなった。

星野先生によると、不安が知覚面に現れれば知覚変容発作、運動面に現れれば眼球上転発作であるという。先生は『統合失調症のひろば』(4) にも眼球上転発作の臨床経験を詳述している。

「目がかすむ」という症状が患者からは訴えられない場合も少なくない。「メガネを作り変えた方がよいですか？」と尋ねられて初めて説明した場合もあった。その一部は向精神薬による調節障害であるが、向精神薬を服用する以前にもこの症状はあるので気をつけたい。

(二) 薬の副作用

「目がかすむ」という症状のすべてが向精神薬の副作用でないことと同様に、向精神薬が開発される以前から、たとえば錐体外路症状は知られていた。

「呂律が廻りにくくなったり、手が震えるようになったら緊張が高くなっている証拠なので、すぐに頓服を飲むと言う患者もいる。彼らは舌がもつれたり、手が震える現象を薬の副作用とみなしていないことに注目してよい。職業柄、医師は何でも副作用にしてしまう傾向がある(5)」。

（三）潜在性斜視と臨界期症状

「目」の症状は他にもある。私が医師になって初めて担当した患者は、初診時三〇歳の破瓜型統合失調症の女性だった。入院時は外斜視が顕著だったが回復が進むにつれて正位に戻る時間が少しずつ増えていった。この時期には夢も語られるようになり、寛解過程における回復時臨界期(6)と考えられた。この女性は潜在性斜視であることが後にわかった(7)。

潜在性斜視とは、覚醒時に正常に注意が働いている時には斜視が現れないが、弛緩・放心している時には斜視となる疾患である。この患者の治療経過については本章の二に詳しく書いた。

臨界期症状の現れ方は緊張型では「分利的」とわかりやすいが、破瓜型でも夢、微熱、下痢などの小さな症状で認められた。斜視の患者も同様だった。

「私のこどもは一年に二回くらいふわーっと外斜視が起きる」という話を家族会で聞い

た。この患者の外斜視は眼科では異常がないと言われ、精神科では取り上げられることがなかった。

ちなみに、臨界期が遷延化（臨界期と寛解前期を行きつ戻りつすること）した患者は今までに三人診た。抑うつ気分、微熱、下痢と便秘の交代などが数カ月以上にわたって続いた。三人はすべて女性でその生活歴や母子関係に何か特徴があるように思った。一例は実母が精神病で継母に育てられた方だった。臨界期遷延例の報告は今までに一例だけある(8)。

（四）睡眠

精神科で睡眠の大切さを初めて強調したのはアメリカの精神科医、サリヴァンであったと聞く。一九二〇年代のことだった。抗精神病薬の開発は一九五〇年代。その後、睡眠薬の開発も進み処方量も増えたが、良く眠れているのかどうか、ねつきが良いのかどうか、ねる前はどのように過ごしているのか、朝起きた時にねた感じがするのか、頭が休まった感じがするのかなどが診察で話題にされていない場合が多い。睡眠の話題は治療的な価値が最も高い話題の一つであると思う。統合失調症に限らず睡眠が改善してくれば他の症状も回復してくる場合が多い。クリニックに転院してきた患者の中に「良く眠るとほんとうに違いますね」と語った患者もいた。睡眠が不安定で回復が進む患者は極めて少ない。逆に、良質な睡眠を積み重ねていけば回復していくと思う。

三〇歳代の女性で、発病後に他院に通院していたが、その数カ月後に実家に戻りクリニックに転院してきた方がいる。初診時から睡眠について尋ねて処方も少しずつ変えたが、初診から約一年四カ月後に初めて「前よりねた感じがします。朝起きると前よりすっきりした感じがします」、「頭の中の騒がしさもだいぶなくなりました」とさっぱりした表情で語った。同時期に時々訴えられていた頭痛が消失した。

三〇歳代の男性で、一〇歳代に発病し精神科病院に複数回の入院歴がある方がいる。自宅に引きこもりがちな生活が続いていた。家族関係も複雑だった。訪問看護に協力を依頼し、そのサポートで約一年後にグループホームで生活できるようになった。初診から約二年後の診察で「とりあえずねれば良くなることがわかった。ねないと嫌なことがおこるから」と語った。

「周囲の雰囲気がどことなくとげとげしいと思ったり、人の言葉や態度が当てつけがましく感じられたら、疲れていないか、睡眠不足ではないかと、とりあえず自分のコンディションをチェックしてみよう。この視点は統合失調症者にはない。あれば病気にならない確率が高い。しかし折に触れて話しているうちに理解する患者も少なくない。要は意識を他者から自分に向けることにある(5)」。

（五）体重

アナログの体重計は診察室に必要不可欠であると思う。デジタルの体重計では細かな体重変化に患者の注意が向き過ぎる場合がある。体重計にのってもらうだけで、患者の体調の好不調や緊張度がわかることが多い。その増減だけでなく、体重計にのる姿勢や自分の体重にどのような関心を持っているのかなどを知ることができる。体重計にのることを怖がった患者はほとんどいなかった。回復とともに自分の体重に関心を持つようになった。中井先生が述べているように、体重はストレスの最も重要な目印の一つである。たとえば、同じ量の食事を食べているのに体重が減り続ける場合にはその患者に何らかのストレスがかかり続けていることがわかる。逆に、回復とともに体重は少しずつ増えていき徐々に適正な体重に戻っていくことが多い。ただし、一部の向精神薬で回復に沿わない体重増加が起こることがある。この体重増加にはどのように対処していけばよいのか。家族会では「食事はどのようなことに気をつければよいのでしょうか？」という質問も多い。

「便秘と体重減少は緊張の表現であって、便秘がつづいていたり、体重増加がみられないうちは回復の土台が不安定である。この二つはもっと注目されてよい(9)」。

（六）便通

「腸は第二の脳である」と言われて久しいが、便通の話題とその改善ももっと豊かにしたい。星野先生は便通の話題だけで一回の診察を使うことがあるという。『出た』ことはわかることだから」とのことだった。星野先生の便通の処方は、酸化マグネシウム、パントテン酸、ビオフェルミン、モサプリドの配合だった。「こどもの時から便秘だった」、「小学生のころからおなかがゆるかった」という患者も少なくない。便秘の改善で不機嫌が減り家族関係の改善に役立った場合もあった。家族会でも「娘は目がつることと便秘で大変な思いをしてきました」と言う母親にも会った。便秘が続いていて回復段階が進む患者はいない。

（七）足（足底部の角化症、鶏眼《けいがん》、白癬、爪など）

「これまで精神科の治療は精神症状を過剰に重視し、その消褪《しょうたい》がすなわち回復であるかのように語られ、治療の第一義的な目標は病的体験の消褪と鎮静におかれた。身体症状はその非特異性のゆえに注目されず、病者の身体は治療者の関心をよばなかった。しかし、われわれが、たとえば病者の足を診るとき、鶏眼、趾間白癬・爪白癬、あるいは足蹠の角化症の多さと酷さに驚嘆するであろう。爪は分厚く肥厚するか、溶けかかった鉛の固まりのようになって、爪をカットするにはニッパーが必要である。これは長く入院している慢性統合失調症者はもとより、初発患者にも認められることがある。このような爪の有様は統合失調症という病の何ごとかを物語り、紆余曲折を経た病者の生活や治療の歴史がそこに凝集し、象徴されていると考えられる[5]」。

もう三〇年ほど前になるが、洗面器に消毒薬を入れて患者が足浴をしている精神科病院があった。この病院の開放病棟は作業療法が活発で患者はかなり動かされていただけに、私には足浴はとてものどかな風景に見えた。精神科の治療史の中で足浴の歴史はおそらく取り上げられていないだろう。いつごろから精神科では足の治療が始められたのだろうか。私が患者の足に関心を持つようになったのは、星野先生から受けた影響と、当時流行っていた文化人類学者の山口昌男氏の「足から見た世界[10]」などの著作、また、サリヴァンが『現代精神医学の概念[11]』で患者に勧めてよいことの一つに「意識の辺縁に位置する身体感覚」に患者の注意を向けることを挙げていたからではないかと思う。

愛知県の精神科病院に勤務していた時代に初めて担当した患者の一人に廊下を素足で歩く六〇歳代の女性がいた。この女性は戦後に性被害にあってから幻覚妄想状態になった。向精神薬がない時代だった。長く精神科病院に入院していた。なぜサンダルを脱ぎ素足で歩いていたのか。

　同じころに非常勤医師として勤務した精神科病院で入退院を繰り返している四〇歳代の男性を担当した。他人の物を盗るなどの問題行動がひときわ目立つ患者だった。診察では私に頭をぺこぺこと下げるばかりで話題が深まらなかった。樹木画では真っ黒な枯れ木を描いた。その患者の足を診ると足底は白癬や鶏眼で荒れていて、足踵部は強い角化症で荒涼としていた。足の爪も伸びていた。この男性の中でまだ治療の手がつけられていないところは足ではないかと思った。二年間にわたって足の治療を続けた。尿素とビタミンの軟膏を塗布してマッサージもした。病棟での問題行動は変わらなかったが、二年後の樹木画では小さな緑色の葉が描かれた。

　クリニックでも爪白癬や鶏眼、足底の荒れに関心を持つ患者がいる。こういう場合、回復の芽が確かにあると思う。先に述べたとおり、サリヴァンは「辺縁にある身体感覚に意識を向けること」を患者に勧めてよいことの一つであると述べているが、足は頭から最も遠く、足底は人体で最もツボが多い部位である。

　精神科病院で数カ月間の入院治療を受けた数日後にクリニックを受診した初老期の女性がいた。混乱し冬に素足、サンダル履きでヘルパーに連れてこられたが、爪白癬で肥厚して足趾の形に曲がって伸びた爪だった。また、別の精神科病院では、患者の母親が患者の足の爪が伸びていることを看護師に伝えたら、「切ってあげて下さいね」と逆に看護師から頼まれたという。治療的な小さなきっかけを逃しているのではないかと私は思った。

思考が滅裂化し、食べ物でないものを食べてしまう行為が続いたため保護室から出られない中年期の患者がいた。手の爪切りには応じなかったが、足の爪切りには保護室の格子越しであれば協力できた。フォトジャーナリストの故・岡村昭彦氏が長野県の安曇野厚生病院を訪れた時に患者の足を洗ったエピソードが中井先生の『治療文化論』(12)に紹介されている。岡村氏はなぜ足を洗ったのか。同書によると「つまり、足を洗うということは、身体の最重要なセンサーの集中している部分の煤払いをすることであるかもしれない」。滝川一廣先生からは「仮に病を旅にたとえれば、足を洗うことは旅の疲れを癒すことにあったのではないか」と教えていただいた。

入浴を嫌がる患者には温かいタオルで足を拭き、尿素を塗布してみることを勧めたこともあった。最近、伊部美代子氏（天使のつめきり）の「足の爪切りは患者さんの人生を変える(13)」を興味深く読んだ。

（八）舌の所見

多くの精神科医が漢方薬を処方するようになった。私も「中医臨床のための舌診と脈診(14)」などを参考にしながら素人なりに、舌苔の変化や歯痕や裂紋、萎縮や偏位、振戦などを観察するようにしている。通院中の二〇歳代の女性に舌尖の発赤が認められた。「最近、少し敏感になることはないですか?」と尋ねると、「そういえば最近、バスの中で人の声がよく入るんです」と答えた。舌尖の発赤は「心熱」の現れらしい。

通院中の四〇歳代の男性は舌の萎縮が目立ち、舌を突き出す力も弱く振戦も認められた。二〇歳代前半に発病し入院したこともあったが、その後は精神科クリニックに長く通院している。向精神薬の副作用などの様々な理由があり服薬は不規則だった。今は私が担当している。「たくさんの人の声が聞こえる」という訴えは続いているが、体重の変化、便通や睡眠に少しずつ関心が向くようになった。それから少し遅れて舌を突き出す力がわずかに回復し、舌体が暗赤色からピンク色に変化する時が認められるようになった。同時期に体重も安定した。

慢性期で罹病期間の長い患者の舌になぜ裂紋が深いのかを中医学を専門とする漢方コラージュ代官山の戸田一成先生におうかがいしたところ、「向精神薬の長期服用によって身体が熱くなる傾向が見られる。薬物によって人工的につくられた熱感は、ゆっくりと時間をかけて漢方で考える『陰』を消耗していく。陰の消耗・不足の状態が続くと舌に裂紋がみられるようになる」と教えていただいた。(15)

（九）頭痛

鎮痛剤がまったく効かない頭痛を訴える患者がいる。気象病の頭痛患者も多いが、それとは違い抗不安薬が少し有効な場合もある。高齢の父親に付き添われて受診した五〇歳代の女性がいた。発病は一〇歳代で精神科病院に複数回の入院歴があった。中年期になってから病状が安定し、今は両親と平穏に暮らしている。この患者に残っていた症状は「ビリビリするような頭の違和感」だった。クロキサゾラムを処方したところ、この違和感は少し和らいだ。治療歴が長い方であったので、もしかすると何かの後遺症であったのかもしれない。

（一〇）動悸、体のだるさ、肩こりなど

動悸、息苦しさ、腹部違和感などはパニック障害の主症状であるが、統合失調症の患者にも認められることがある。こちらから尋ねてみることも必要であると思う。

体がだるくないか、硬いだるさかやわらかいだるさかも話題にしたい。向精神薬を内服しているということは六貫（二二、五キロ）の荷物を背負って生活していることであると中井先生は繰り返し述べている。また、ラグーナ診療所の森越まや先生によれば、埼玉医科大学精神医学教室の教授であった諏訪望先生は研修医に「薬を飲むことは三〇キロの荷物を背負わすようなものだから覚えておくように[16]」と伝えていた。

　処方変更がなくてもだるさが増す場合がある。五月上旬ごろから九月中旬ごろまで夏バテでだるくなっている患者も多い。多くの場合、発病後に夏バテが生じている。このような湿熱に、たとえば胃苓湯《いれいとう》が効く場合がある。戸田先生によると、現在の日本の夏バテは傷寒論《しょうかんろん》だけでは解けず温病学《おんびょうがく》が必要であるという。

　肩こりも診察の話題にしている。三〇年くらい前のことだが、私の指導医的立場にあった精神科医が体感異常と肩こりを訴え続けた青年に鍼治療を行ったことがあった。それ以前は神経内科医がその青年の肩を揉んだことがあった。その青年は喜び「さすがプロは違いますね」と感謝した。「治療文化論」の中に故・安永浩先生が患者に指圧を行っていたというエピソードが紹介されている。

　幻聴をしばしば訴える三〇歳代の女性がいる。その女性の家族によると幻聴が活発な時期に患者の頭髪を洗うと頭皮が硬くなっているという。自宅でもできる簡単なマッサージはどのようなものが良いのだろうか。神田橋條治先生（伊敷病院）が青竹踏みを勧めていたことがあったと記憶するが、これは健康度の高い患者には良くても統合失調症の患者には刺激が強すぎる場合があるかもしれない。「マッサージは弱く、そして遠い所から[17]」を忘れないようにしたい。また、頚腕《けいわん》症候群は寛解前期に訴えられやすい。

（一一）疲れやすさ

ほとんどすべての患者に疲れやすさが残る。特に気疲れをしやすい。医療や福祉を専門職とする方はこのことを忘れないようにしたい。たとえば、社会復帰に向けた施設にいる患者で疲れやすさが考慮されずに回復段階が滞っている場合が少なくない。この疲れやすさが理解されずに、患者は時に「死にたい」と訴えることもあるくらいである。

中井先生の寛解過程論[6]に沿って考えると、疲れは寛解前期に特にあらわれやすい。数年間、時には一〇年間以上にわたって疲れやすさが強く残っている場合は、様々な要因で寛解前期が遷延化《せんえんか》していると考えるのが妥当だろうか。治療歴が長い場合には複雑であると思う。『こころの病二　家族の体験[18]』に娘が四回の入退院をした八一歳の父親の体験談が載っていて印象深かった。

「統合失調症の急性症状は入院させて医師が治せるが、寛解で退院した娘の後遺症（陰性症状）は治せないことがわかった。（中略）四回目の退院後に、娘の言動を観察して毎日の記録をつけはじめた。その結果、無気力や閉じこもり、妄想・幻聴などの後遺症の多くは、心身が疲労しやすいのが原因であることが判明した。したがって退院後の娘は、精神障がい者であるというより、疲労障がい者であるといえる[19]」。

また、どのようなときに疲れが少しだけ和らぐのかを尋ねている。安永浩先生も強調したように「少しだけ」というような表現を大切にしたい。

五〇歳代の通院中の男性がいる。二〇歳代に発病し精神科病院に入院した。退院後は大学附属病院に通院した。病院の通院間隔は三カ月に一回ときわめて少なく、向精神薬が一回の診察で九〇日分処方されていた。統合失調症は変わらない、治らないというような治療観や診療姿勢がこの大学にはもしかするとあったのかもしれない。家族会からの紹介でクリニックに転院してきた。作業所に通所していたが、顔色が悪く睡眠や便通、体重にも意識が向きにくかった。「疲れて、薬を飲むのも適当になっています」と苦笑した。その約一年後に不眠を契機に再燃したため向精神薬を変更し、数日おきに通院してもらうようにした。よく眠れば必ず回復するのでとにかくよく寝て過ごすように伝えた。患者は私の指示を守ってくれた。約一カ月後には、「よく眠れるようになった。だいぶ落ち着いてきた。でも疲れがちょろちょろ続いている。あわただしいのが終わってごはんもおいしいですね。頭の中はかなり静かです」と語った。体重の変動に本人も驚いた。寛解前期と考え睡眠や休息をサポートし、作業所もしばらく休むように伝えた。

中井先生の寛解過程論[6]が発表されてから、半世紀が経とうとしている。これに関心を持つ精神科医はかなり少なくなったと聞く。しかし、この患者の場合においても、臨界期症状は観察できなかったものの寛解過程論は統合失調症臨床の導きの糸として欠かすことができなかった。

多くの患者は回復の一時期に一日を臥床《がしょう》して過ごすようになる。このような過眠の時期が数カ月間、時にはそれ以上に続くこともある。陰性症状の始まりを心配する医療職の方や家族が多いが、十分な回復のためにはこの時期を短縮することはできない。心身の疲れの回復と自己の再調律などのために必要不可欠な時期であるからである。この過眠は統合失調症の回復を考える上で極めて重要な臨床課題の一つであることを星野先生から教わった。

(一二)「自分の字」

「自分の字でないみたい」と言う患者がいる。小さな字、ミミズが這ったような字になる。これは向精神薬の副作用だけではない。家族会で複数の家族から「病気になってから子どもの字がとても小さくなったけれど、どうしてですか？」という質問を受けた。星野先生に尋ねたところ、「回復過程でエネルギーが回復してくれば必ずもとの字に戻る。気持ちがまだ縮こまっているため字が小さくなる」とのことだった。先生は診察で字のことも話題にしている。「数カ月の診察後、ある患者の母親が懸賞ハガキに書いた本人の筆跡を見せて、前は弱々しく小さい字だったのに、こんなにしっかりした力強い字を書いたんですよとコピーを持参した。（中略）ささいなことと考えられがちなエピソードを私は喜びたい[17]」。

（一三）テレビとラジオ

テレビは短時間しか見れないが、ラジオや音楽は聞ける患者が多い。精神科病院でも病室でラジオを聞いている患者はとても多いが、ラジオに対して被害的になった患者を私は知らない。テレビに比べてラジオは被圧倒感が少ないことも理由の一つと思う。テレビは回復が進まないと見れないか、見ても内容が頭に入らないことが多い。テレビは診察で最も多い話題の一つになっている。「テレビを見ると疲れる」「テレビで怖くなる」「ニュースは見れるけれどドラマは見れない。内容が頭に入らない」「楽しんで見れない」などと語られる。「見る訓練をした方がよいのですか？」と尋ねた患者や家族もいた。修行のように無理をして見ないように、回復していけば楽しんで見れるようになるので今以上には心配しないように伝えている。

（一四）恐怖と不安

「患者が訴えないけれども、どうも、病むことのつらさの土台になっている代表は恐怖である」。「非常に回復したとみられる患者にも、ときどき恐怖が発作的におそってくることがある」(9)。

発病時の恐怖体験は風化しにくい。精神科病院の当直中に、おびえて眠れない患者のそばにベテランの看護師が正座して静かに見守っている姿を見たことがあった。

ある男性は大学入学後に一人暮らしを始めたある日、「字がかすみ遠くのものもからんで見えて精神がやられたみたいで落ち着かない。夜も寝つけず頭の中が騒がしい感じがした。自己の存在を脅かされている感じがした。すくんでしまうような恐怖を自覚した」。この状態はわずか一日で終わったが、翌日には「やる気がしない」と言って大学を休んだ。テレビもおもしろくなくなった。実家に戻り、母親に付き添われて精神科クリニックを受診した。前医の慎重なサポートと家族の協力を受けながら静養し、回復は順調だった。大学復学時に前医からの紹介で私が担当した。心気的な訴えは時々あったが、留年することもなく無事に卒業した。就職後に意外にも体重がわずかに増えて「良かったです」と微笑んだ。

不安については、「今、気がかりなことは?」と尋ねることは、心配であることを尋ねるよりも患者にとってははるかに大切な内容を知ることができる場合が多い。気がかりなことは、兆しに敏感な統合失調気質者にとっては現時点における未来を先取りした不安の在り方を意味していると思う。

（一五）症状が消える時

「聴こえていたものが聴こえなくなって、ただの空虚がひろがり、そして、そこにまた消えたものが戻ってくるのではないかというおそれがあるとしたら、それは索漠たるものです。薬だけで〝治る人〟は、寂しさでなく、もっと索漠としたものではないかと思います。それがはるか先の荒廃を準備するのでは……」[20]。

薬物療法はもちろん重要であるが、幻覚や妄想を標的にして、それを薬物療法や電気けいれん療法で強引に取り去るような治療は避けるべきであると思う。その理由はたくさんあるが、その一つは幻覚や妄想が消褪《しょうたい》した後に空虚感や索漠感がいつまでも残る場合があるからである。

故・安永浩先生は「空爆と歩兵」にたとえて「歩兵」の重要性を強調した。「空爆」が薬物療法、「歩兵」は山本昌知先生がいう「人薬《ひとぐすり》」のたとえだったと記憶する。

二〇歳代の若い男性で都心の有名デパートの前で興奮状態になり保護された方がいた。即日入院になった。保護室でも「俺は（有名デパートの）社長の息子だ！」と叫んで興奮がおさまらなかった。毎日のように保護室で話を聞き、少しでも落ち着いて過ごせるように努力したが興奮はやまなかった。約二カ月後にカルバマゼピンを追加してみたところ、翌日に夢から覚めたような表情になり「なんだったんでしょうね」と真顔で言った。「カルバマゼピンが効きましたね」と言った看護師もいたが、星野先生からは「確かにカルバマゼピンは効いたかもしれないけれど、君が介在することが必要だったんだよ」と励まされた。

（一六）　薄氷感と心の萎縮

青木病院で担当していた患者の中に、「薄い氷の上を歩いているような毎日です」と語った初老期の男性がいた。

「もっとも、名称が楽観主義的に変わっても（筆者注：精神分裂病から統合失調症への名称変更）、『失調』の瞬間の恐怖――『それに比べれば神戸の地震など何でもない』ような恐怖――、そしてその後のやりきれない疲労、おりおりの発作的な恐怖の立ち戻り、さらに長年病む者に起こる心の萎縮《ちぢかみ》を決して軽視しないようにしたい[21]」。

統合失調症の患者は心に刻印を受けやすい。このことは、内海健先生の「分裂病の慢性化と治療―易刻印性の観点から[22]―」に詳述されている。

（一七）病名告知と精神障がい者処遇の後遺症候群

最も重い後遺症状の一つではないだろうか。これを和らげることが回復のために最も大切なことである場合が多い。中井先生は次のように述べている。「何科の患者でも、患者というものは、一生懸命考えて考えて考えていると私は思います。ガン患者でも認知症の人でも、それは変わらないと思います。認知症の人も暗黒星雲のようなものをかきわけて何かを考えとおそうとしている時があるように私は思います。ということは、裏からみれば、自尊心を何とか取り戻そうとしていることです。私は、統合失調症でも、認知症でも、子どもでも、自尊心の再建が重要な鍵だと思っています。これ抜きでは、治療でも介護でもリハビリテーションでも必要な士気が得られません(23)」。

また、別の著書では自尊心の回復について、「自然に親しむこと。たとえば、ある人にとっては、山を一つ登ったらいいでしょう。ただ、山登りの先輩が付き添うことです」と述べている(24)。

三〇歳代に発病し精神科病院に入院歴もある五〇歳代の女性がいた。退院後は作業所に通所した。その後、精神障害者手帳を取得して障害者雇用で就職した。勤務評価は高かったが、「死にたい」と訴えることが時々あった。この患者の場合には精神障害者という呼称や処遇に縛られたかのような硬さや空虚感が感じられた。

たとえば、精神障害者手帳の取得を必要とする際にはどのような配慮が必要であるのだろうか。手帳を取得後に自殺を図った患者がいたと聞く。中井先生は「病気は不幸だが、最大の不幸ではない[25]」と書いている。

（一八）心の平和

サリヴァンは患者が追い求めているのは「心の平和」であると言った。「今、少しは平和ですか？」と尋ねてその意味がわからない統合失調症の患者は今までにいなかった。

まとめ

患者やその家族からは語られていても、受け止められていない症状や見逃されやすい症状、知られていない症状がこのほかにもたくさんあると思う。このような小さな症状を取り上げながら少しずつ改善を図っていくことが回復のために大切なことであると考える。また、いずれの症状もその患者の生きる張り合いや小さな楽しみなどによって大きく左右されることがあることを忘れないようにしたい。

精神科医になって数年間経ったころに担当した入院患者で、診察では険しい表情で妄想的な話題ばかりを執拗《しつよう》に語る中年期の男性がいたが、弟宅に外泊する前だけは妄想が語られず、外泊に出かけていく際の笑顔は忘れられない。

二　ある患者に認められた眼症状　―潜在性斜視―

はじめに

ここでは統合失調症患者の眼症状について考えてみたい。星野弘先生は「薬物を使用していない統合失調症患者にも眼症状が多いのは周知の事実である」[1]と述べている。実際、統合失調症患者の中で眼症状が認められる患者は少なからずいる。しかし、眼症状は統合失調症の精神身体症状の中で着目されることが少なく、見逃されやすい症状の一つである。また、その臨床報告も少ない。

私は精神科医一年目に東京都の私立精神科病院に週二日勤務していたが、そこで初めて初診から入院治療を担当した患者は潜在性斜視の破瓜型統合失調症の女性だった。

潜在性斜視とは、中井久夫先生のご教示によると「一．覚醒時に正常に注意力が働いている時には斜視が現れない。二．弛緩・放心する時には斜視となる」、また「発病とともに漸次斜視が現れてきたとすれば、一の条件が満たされなくなってきたということである」[2]。

その後の臨床経験の中で、潜在性斜視の統合失調症患者が決して稀ではなく、また、同症状が認められた患者に関わった経験のある精神科医が数名いることも知ったが、その臨床報告はなかった。そして、臨床報告の以前に患者の斜視角が精神科の診察記録や看護記録に記載されている場合が極めて少なく、その縦断的な観察も私が調べた限りではこれまでになかった。したがって、斜視角を寛解過程および再発過程の一つの指標として理解していく試みもなかった。ただし、この一因には、私を含めた多くの精神科医が斜視角を測定する眼科の診察技術を持ち合わせていないという事情がある。そのため、この報告においても斜視角が眼科的に正確に測定されているわけではなく、主に診察中の観察から斜位あるいは正位のどちらにあるのか、また斜位あるいは正位のおおよその持続時間だけを記述することしかできなかった。もっとも、診察中に秒単位、分単位で微妙に変化していく斜視角を正確に測定する作業はほとんど不可能であると思う。

この女性患者と私との治療関係は、私が担当した約一年四カ月間を通しておおむね淡々としたものであった。彼女は寡黙で、診察の際にも私が尋ねることに口数少なく答え、彼女から私に話しかけてくることはほとんどなかった。彼女の約一年間の入院生活はその多くの時間を病室で静かに過ごし、看護記録には「終日臥床傾向」と記録されていることが多かった。

一．潜在性斜視の破瓜型統合失調症の女性

（一）入院に至るまでの経過

A県の下町に生まれた。同胞三人の第二子で四歳年上の姉と三歳年下の弟がいる。両親は商売を営んでいた。小学校のころは明るくさっぱりとしていて我が強い方だった。初潮は中学校三年生だったが、そのころから深夜の三時ごろまでヘッドホンでレコードを聴いていて眠らなくなった。父親がレコードを取り上げても眠らなかった。このころに家族の中では弟だけが「姉の様子がおかしい」ことに気がついていた。弟が鍵をかけないでトイレに入っていると、そのドアを開けて笑っているということが何回かあった。弟によるとこの時期の姉は「ずーっとレコードを聴いている感じだった」と言う。

女子高校生時代には友人は数人いたが、自分の気に入った人でないとしゃべらなかった。旅行が好きだった。また、一人で活動的に町を歩きモデルとしてスカウトされたこともあったらしい。高校を卒業後は専門学校に通ったが「つまらない」と言って半年間で辞め、有名企業に就職した。入社後しばらくしてから口紅もしないで出勤するようになった。入社三年後の二二歳ごろに「くたびれる」「疲れる」と家族に訴えるようになり痩せた。「上司

にいじめられるので辞めたい」と言って退社した。この企業に勤めていた時期に職場の同僚の男性と交際したが失恋した。この失恋を契機に様子が変わったと両親は感じていた。

退社後は自室に閉じこもり寝てばかりいるようになった。二五歳時に両親の勧めで見合いをした。「結婚するか?」と両親が尋ねると「うん」とだけ答えた。結婚後は昼間に寝て夜は起きていた。一年後に実家に戻り離婚になった。このような様子を両親が心配して、二七歳時に精神科を受診させたが通院はしなかった。このころから季節に不似合いな服を着るようになった。そして右眼の斜視(外斜位)がはっきりとしてきて、視線が合わなくなったことに家族全員が気づくようになった。

二八歳ごろからは家族が話しかけると怒るようになり、友人からの電話にも出なくなった。昼ごろに起きてきて独語するようになった。その内容は、結婚に関わることが多かったらしい。ただ、デパートへはよく出かけていて、入院の前日にもデパートには出かけた。

X年八月中旬ごろから不眠が強くなり、独語もいっそう激しくなった。すでに嫁いでいた姉が入院を躊躇していた両親を説得して、X年八月二八日、三〇歳時にB病院を受診し医療保護入院になった。

（二）入院して休養を始めた時期

X年八月二八日に女子閉鎖病棟に入院した。一五三センチ、四〇キロ。痩せていて色白。右眼が外斜位。空笑が時々見られる。何かに怒っているような表情とぼんやりとした表情が交互する。入院の翌日に月経が始まった。

九月一日　視線が合わない。内容が聞きとれないほど早口で独語する。結婚に関わることのようである。夜間の徘徊が目立つ。

九月一一日　セーターを二枚も着ている。自宅への電話を代行すると小声で家族と話した。その後に「爪切りはありませんか？」と初めて私に話しかけてきた。

九月一八日　夜間の徘徊がなくなり、昼間も自室で過ごすようになった。両親の初めての面会があり、両親の顔を少し見て口元で少しにっこりとした。

一〇月三日　「下痢をしているから」と言って服薬を拒否した。「人がまわりにいて落ち着かない」と言う。

一〇月二〇日　診察中に表情が少し和らぐようになる。「入院してどのくらい経ちましたか？」と尋ねてきたので「二カ月くらい」と答えたが、ぼんやりとしていた。

一一月一〇日　表情の柔らかさが口元から顔全体に広がっている。電話での両親との会話が和やかになった。季節感を尋ねると「秋だなあという感じ、散歩の時なんか」と答えた。

（三）斜位から正位に戻ることが観察され始めた時期

一一月二四日　診察中に数秒間のみではあったが外斜位から正位に戻ることが入院後初めて観察された。

一二月四日「夢を見ますか？」と尋ねると「まったく見ない」と言う。「いつごろまでは見ていましたか？」と尋ねると「中学生までは見ていた」と答えた。

一二月二五日「昨晩夢を見ました」と言って微笑み、その直後数分間正位に戻り、再び外斜位になった。

X＋一年一月五日　両親と一緒に外出する前後の数分間正位に戻る。嬉しそうな表情をしている時には正位に戻ることが多い。

一月二九日　二〇分間ほどの診察でその前半は正位にあり、正位にある持続時間が徐々に長くなった。

二月九日〜一一日　初めての外泊。美容院や姉の家まで出かけて行くなど活動的だった。「お姉さん今年いくつ？」と弟が尋ねると考え込んでいた。また、数年前に大学を卒業した弟の顔を見て「あなた大学を卒業したの？」と尋ねていた。外泊後、熟睡感がなくなり退院の要求があった。

三月九日　入院時のぼんやりとした表情に戻っている。「あまり気分よくない。食事の時とかに疲れる」と言う。診察中は外斜位で、うつむいて視線を合わせなかった。
四月二二日　体重が四五キロに増えた。姉の子供の話に関心を向けるようになった。
五月四日〜九日　外泊。姉の子供と遊ぶようになった。就眠と起床の時刻が一定になった。
五月二四日〜二九日　外泊。外泊の準備をして両親が迎えにくるのを待っている約一時間は正位に戻っていた。入院後二回目の月経が始まった。
(四) 臨界期
五月三一日　前回の外泊直前から二日に一度ずつ「おぼろげながら怖い夢。何だか首を切られるような夢、半切りにされるみたいな夢」を見ると言う。夢の内容が初めて語られた。入院する直前の夏にも同じような怖い夢を見たことがあった。
六月一〇日〜一九日　外泊。「会社を辞めてしまって残念だった。あんなにお金をもらっていたのに」と母親に言った。
六月二〇日　悪夢が数日間続いた。
(五) 寛解前期
七月一七日　家族と面接。顔色が良くなった。最近は一人でいるのが嫌になったみたいで自分から話しかけてくるので家族はびっくりしている。外泊中に自宅の仕事も手伝ったが、自分が嫌だと思えば休んでいる様子だった。「ハワイに行きたい」と言っている。「口紅くらい化粧してみようかしら」と言って洋服の雑誌も買ってきた。弟は「眼がもとに戻っている。昔のことが思い出されているみたい。二〇歳ごろから今までの記憶がなかったみたいに」と姉の様子を語った。

八月九日　入院後初めて診察の初めから終わりまで正位にある。「のびのびという感じがあるかなあ」と微笑みながら会話した。

八月一七日　退院。

一一月二二日「高校時代の友人と会って一日中しゃべって疲れた」と言う。

X＋一二年一月一八日　両親と面接。最近は笑顔が絶えない。「ハワイに行きたい」と言っている。自宅ではほとんど正位にある。両親との面接中に本人は黙ったまま横に座っていたが、その間は外斜位になっていた。

五月一〇日　洋服の色が明るくなり口数も増えた。モデルにスカウトされた高校生時代が思い浮かぶほどに綺麗な少女の印象を受けた。この時期の面接では外斜位はまったく認められていなかった。

六月七日　五月一九日〜二四日まで初めての海外旅行でハワイに行った。旅行後に週に六日間、洋服の会社でアルバイトをしている。

(十八) 再発

八月二日　薬を時々飲まないことがある。

一一月八日　会社には休まず勤めているが、「睡眠が少し浅い。でも気分は悪くないから薬はこのままでいい」と言う。

一二月六日　私が転勤するためCクリニックに紹介した。以後X＋三年四月まで受診が途絶えた。

X＋三年四月八日　Cクリニックを受診した。会社には勤めているが、特に週末に疲労感があり「何となくイライラする感じが時々ある」と言う。

五月一三日　笑顔が減り臥床傾向。食事の時に眼を閉じていることがある。

五月二二日　服薬後に吐き気がすると言う。ぼんやりとしていて瞬間的に外斜位が認められた。

六月三〇日　断続的に数秒間ずつ外斜位になっている。会社には勤めている。

九月二三日　胃部不快感や吐気、服薬後の眠気の訴えが多くなる。

一二月二三日　二〇分間の診察中ほとんど外斜位にある。一二月上旬に会社を辞めた。時々小声で独語している。

二．まとめ

（一）統合失調症患者の眼症状の中で潜在性斜視を取り上げた。そして、患者の寛解過程と再発過程を斜視角の推移の観点から報告した。その意義は、潜在性斜視の統合失調症患者が稀ではないにもかかわらずその報告がないことと、観察が可能な斜視角がその患者の寛解過程および再発過程の諸段階を推定する一つの指標となることである。特に、寡黙で言語的表現が豊かではなく、言語的な相互交流からその体験を理解していくことが難しいといわれている破瓜型統合失調症患者においては数少ない指標の一つになる。

この患者の場合には、寛解過程が進行するにつれて斜位から正位に戻る持続時間が徐々に長くなり、寛解前期に入ってから正位にある持続時間が安定化する傾向が認められた。再発過程においては、逆に正位の持続時間が徐々に短くなり斜位が顕在化していった。

（二）この患者にも認められた統合失調症患者の放心状態については未だ十分な理解がされていないが、眼科的な意味での覚醒時の注意力の強弱の観点から考察を進めていく可能性が示唆された。

文献

一
（1）中井久夫『統合失調症2』みすず書房、二〇一〇年
（2）山口直彦、中井久夫「分裂病者における『知覚潰乱発作』について」内沼幸雄編『分裂病の精神病理一四』二九五－三一四頁、東京大学出版会、一九八五年
（3）山口直彦「分裂病者の訴える知覚変容を主とする発作症状について」『精神科治療学』第一巻第一号、一一七－一二五、一九八六年
（4）星野弘『「助けて！　怖いよ！　目がつった」いわゆる眼球上転発作について』『統合失調症のひろば』第七号、一〇三－一〇五、二〇一六年
（5）星野弘「分裂病の回復をめぐって」星野弘　他編『治療のテルモピュライ』一－三六頁、星和書店、一九九八年
（6）中井久夫「精神分裂病状態からの寛解過程」宮本忠雄編『分裂病の精神病理二』一五七－二一七頁、東京大学出版会、一九七四年
（7）工藤潤一郎「ある精神分裂病患者に認められた眼症状（潜在性斜視）の経過」『治療の聲』第三巻第二号、二三五－二三九頁、二〇〇一年
（8）伊集院清一、山口直彦　他「いわゆる臨界期にとどまりながら時に短時間の幻覚妄想状態を呈した分裂病性精神病症例の覚知性、知覚、思考過程について」『精神科治療学』第一巻第四号、六三七－六四四頁、一九八六年

（9）中井久夫、山口直彦『看護のための精神医学』医学書院、二〇〇一年
（10）山口昌男「足から見た世界」『文化の詩学二』一八七－二四一頁、岩波書店、一九八三年
（11）サリヴァン,H.S『現代精神医学の概念』中井久夫他訳　みすず書房、一九七六年
（12）中井久夫『治療文化論』岩波書店、一九九七年
（13）伊部美代子「足の爪切りは患者さんの人生を変える」『精神看護』二〇一六年一一月号、五〇六－五三三頁、二〇一六年
（14）神戸中医学研究会『中医臨床のための舌診と脈診』東洋学術出版社、一九八九年
（15）戸田一成私信、二〇一七年
（16）森越まや私信、二〇一七年
（17）中井久夫『こんなとき私はどうしてきたか』医学書院、二〇〇七年
（18）岡本正二「再び入院させないとこころに誓って」全国精神障害者家族会連合会編『こころの病二　家族の体験』二二一－二二八頁、中央法規出版、一九九五年
（19）星野弘『新編　分裂病を耕す』日本評論社、二〇一七年
（20）中井久夫私信、一九九九年
（21）中井久夫「統合失調症についての個人的コメント」　中井久夫『徴候・記憶・外傷』二三四－二四一頁、みすず書房、二〇〇四年
（22）内海健「分裂病の慢性化と治療―易刻印性の観点から―」『精神科治療学』第一四巻六号、五九七－六〇五頁、一九九九年
（23）中井久夫「認知症に手探りで接近する」中井久夫『臨床瑣談　続』七－二六頁、みすず書房、

二〇〇九年
（24）中井久夫監修・解説『統合失調症をほどく』ラグーナ出版、二〇一六年
（25）中井久夫「重ね絵のごとく」ライフサイエンス出版医療編集室編『忘れられない患者さん』一六一－一二一頁、ライフサイエンス出版、二〇一八年

二

（1）星野弘『分裂病を耕す』星和書店、一九九六年
（2）一九八七年一二月に青木病院の医局で中井久夫先生から教えていただいた。

第二章　心の平和

「今、少しは平和ですか？」と尋ねて、その質問の意味を解さない統合失調症患者はいない

本章は、私が三四歳の時に二人の先輩医師に送った手紙です。精神科医になって九年目で、愛知県にある精神科病院に勤務していました。この前後の数年間は精神科医としてのアインデンティティが築けずにいて、私にとって最も苦しかった時期でした。先輩医師に手紙を書くことをとおして自分の苦境を何とか乗り越えようとしたのではないのかと思います。もちろん、手紙で乗り越えたわけではなく、友人や先輩の多大な支えがありました。毎週金曜日の夜に大学で研究会が開かれていましたが、その後には数名の友人と一緒に小さな中華料理店に行き、お酒を飲みながらさまざまな悩みを聞いてもらっていました。

これらの手紙の中から数通を選んで、一九九八年に名古屋大学精神科精神病理グループ

の研究会で発表しました。

第一通　一九九五年八月二五日
　中井久夫先生は『治療文化論』(1)の中で患者さん（以下、患者と略す）の足を洗うことに触れています。山形孝夫氏の『治癒神イエスの誕生』(2)によると、イエスの治療の一つに足を洗うことがあったということです。亡くなられたフォト・ジャーナリストの岡村昭彦氏の仕事を紹介しながら、ご自分であれば「岩塩か海の荒塩を投じて濃い目の塩湯にするだろう。私にはこれで手足をあたためることは他に手段が何もない時の救急蘇生法である」(1)と述べています。
　私は五年くらい前からこの臨床の技法について考えてきました。私が身体の中でも足を媒体にした治療に関心を持ったのは、治療者やその治療行為におびえていているような硬い患者でも、頭部からは最も遠く意識の辺縁に位置している足底や足の爪へのアプローチに対しては彼らが拒絶することが少なく、時期を待てばむしろ自然に足を差し出してくれることが多かったからです。
　私は、彼らの爪白癬で硬く肥厚した足の爪や、角化症で硬くひびわれた足底の治療を続けながら、また、濡れタオルで清拭しても黒ずんだ色の足に接しながら、彼らの複雑な病歴や治療歴の中での感情の在り方が少しだけ伝わってくるような時間を過ごしています。彼らの足には癒される機会に恵まれなかった彼らの寂しさの歴史が刻み込まれているように感じられる時もあります。

足の治療を年単位にわたって繰り返してみて、足よりもむしろ何かほかのところにわずかでも良い方向への変化の兆しが現われてくるのを待っています。バウムテストが二年間で変化した患者については、足が患者と治療者の媒体として働いてくれました。

四〇歳代の男性で、無表情で声の調子の抑揚にも乏しい硬い患者がいました。一〇歳代の発病で、幻覚や妄想は二〇歳のころにはすでに消退していましたが、他の患者にお金をたかったり暴力を振るったりすることなどの問題行動が続いていました。医師には頭をぺこぺこと下げるばかりでラポールをとることが難しい方でした。

私が担当医になってからしばらく経ったある日、彼の足底を見ると足踵が荒れ地のように硬くすさんでいました。彼の長い治療歴の中で足底はおそらくは治療の手がつけられてこなかったところでした。睡眠感や疲労感、食事の味などの身体をめぐる話題にはほとんど関心を示しませんでしたが、足踵の角化症を尿素とビタミンの軟膏を使いながら揉みほぐしていく作業に対しては、嫌がることがなくむしろ協力的でさえありました。この作業を二年間にわたって続けたところ、彼も彼自身の足底が少しずつやわらかくなってきたことに表情をほころばせるようになり、バウムテストが真っ黒に塗り潰された枯れ樹から緑がわずかに芽生え始めている樹へと変化しました。問題行動は続いていましたが、この繰り返しの共同作業はバウムテストが表現しているように、やわらかさの土壌を築いていったと思います。私はこのようなわずかな変化を大切にしています。

難治性の患者とのラポールの端緒は、意外なところに、たとえばそれが背中であることもあるのではないかと思います。慢性幻覚妄想状態で一〇年間以上にわたって入院している男性がいます。他人をなかなか信用することができない方で、女性の看護師への衝動的な暴力行為がしばしばありました。ある時、その男性が「先生、僕の背中を診て下さい」と言って診察室のベッドに自分からうつぶせになって背中を出したことがありました。もしかすると、この無防備な姿勢は信用の小さなサインであったのかもしれませんが、私はその機会を丁寧に次に繋げていくことができませんでした。

第二通　八月二六日

私が今担当している患者に言葉をほとんど発しない中年期の女性がいます。彼女は四〇歳代の半ばに急性錯乱状態で入院して六年間経ちました。入院当初はヒステリー性精神病と診断されていて、入院前の記憶が欠損していました。彼女の入院に先立つ一年前に両親が心中しました。また、彼女は若いころからある新興宗教を信仰していて自分の悩みをその宗教の老婦人に打ち明けていたというのですが、聴き手であったその老婦人も亡くなりました。それから不眠、食欲低下が顕著になっていき、老婦人が亡くなってから一カ月後に入院しました。

中井久夫先生は神戸大学の症例検討会で「統合失調症の人に過去を聞いてはいけない。うつ病の人に未来を聞いてはいけない」という原則を語られたそうですが、私も彼女を担当して少し経ったころに彼女の過去にはなるべく触れないようにすることと、彼女から言葉を引き出そうとはしないことにしました。それから三年間経ちました。もしかすると彼女は若いころに発病した統合失調症の方であるかもしれないと思っています。もし、聴き手の老婦人がいなければ、早い時期に精神科を受診していた人であったのかもしれません。彼女がその老婦人に何を語っていたのかはわかりません。

今の彼女は無表情で身だしなみには気がまわらず頭髪も乱れていて、少し荒廃した印象があります。無表情といっても悲しみに満ちた表情をいつもしています。何かを少しでもしゃべろうとする時には表情全体が引きつってしまいます。ありとあらゆる悪性の記憶が風化しないままに身体全体に封じ込められてしまっているような、良性の記憶がなかった人であるように感じていました。こういう不幸を一部の患者は背負っているのではないかと思います。

　しかし、私は統合失調症患者の記憶には時間がもたらす風化作用が欠けているとまでは思いません。長い回復過程の中で記憶の重さが少し軽くなっていく時もあるのではないでしょうか。青木病院の夜の回診中に「最近、以前の記憶が風化してきたような気がします」と普段よりも和らいだ表情で語った患者がいました。最近の診察で彼女の足を拭いながら「何か少し楽しかったような思い出はありませんか？」とさり気なく尋ねたところ、「諏訪湖に行った時のこと」とはっきり答えました。諏訪湖に行ったのがいつなのかははっきりしませんでしたが、若かったころのようです。

　中井久夫先生は、統合失調症の回復過程で過去の見え方が変わってくる時期があるとお書きになっていますが、五味渕隆志先生も指摘なさっているように、安全保障感が生まれていく時期に、治療者あるいは聴き手の介在のもとで記憶の重さが和らぎ、良性の記憶が少しずつ回復していくのではないかと思います。

第三通　八月二七日

　昨日は当直でしたが、名古屋の最高気温は三八・九度で、このくらい暑いと体が少し重苦しいです。夜になっても病棟の温度はあまり下がっていませんでした。この病院では就前薬は夜八時三〇分ごろに飲んでもらうことになっているので、その少し前から閉鎖病棟に行って服薬の様子を見ていました。私の担当している患者の中に「薬の時間がいちばん気が重い」という方がいます。中年期の男性で、一〇年間続いた妄想状態から緊張病状態になり、そこからなかなか抜け出せないでいます。

彼は、高校の卒業後に大阪の万国博覧会（一九七〇年）で一年間働いてお金を稼ぎました。二〇歳の時にそのお金を資金にして全国放浪の旅に出かけ、秋田県以外は全ての地方を旅行しました。旅先から実家に時々はがきを送っていたそうです。高校時代の夢は「世界中を旅行すること」でしたが、もともとは画家になることを志していました。旅行から帰ってからは東京で働いていました。二〇歳代の後半に大学病院で蓄膿症の手術を受けたのですが、その手術があまりうまくいかなかったようです。そのころから「漠然とした苦しさ、光が眩しい、色が苦になる」ようになりました。不眠も強くウイスキーを飲んで無理やり眠ろうとしていました。

三〇歳のころにこの病院に入院しました。私が三年前に担当した時には「自分は〇〇という星からきた」と語りました。彼にはやむをえず、かなり多量の向精神薬を飲んでもらっているのですが効果があまりありません。看護記録の中に「今日の昼食はおいしかったと言って、にこにこしている」というような記録が散見されることもありますが、夕方から夜にかけて恐怖が強くなってきて「こんな地球にはもういたくない！　早く星に帰りたい」、「俺を燃やしてくれ！」という苦しみが二時間くらい続くことがあります。この苦しみはハロペリドールを二アンプル注射してもほとんど和らぐことがなく、看護師がそばについていて、やっと眠りについていています。星と地球のテーマは星野弘先生によると「誘発線法の四枚目で、円を地球に見立てて星を描くのは統合失調症にかなり特異的なことであると思う」とのことです。前担当医の時期には「○○星からきた」という妄想を繰り返し語っていましたが、私が担当して一年間を過ぎたころからこの妄想がわずかに背景化していき、その後に強い恐怖が襲ってくるようになりました。

この時期には患者と私の相互作用が強すぎたためかもしれませんが、私が夜に彼の夢を見ると、翌朝、夢のとおりに彼がなっていることがありました。夢だけではなくて、彼は高校生のころに背骨を痛めてから今でも背骨に痛みが走る日があるのですが、当直の夜に私が背骨の痛みで苦しんだ日がありましたが、その夜は彼も背骨の痛みで苦しんでいたということがありました。ほんとうに不思議なことです。この時期の私の夢は悪夢が多かったです。

第四通　八月二九日

今は精神病理学のパラダイムが変わりつつある時期にあるのではないかと思います。パラダイムの転換は今までのように新しい哲学を精神病理学の中に導き入れることによって起きることではないと思います。臨床に追われている多くの精神科医はそのことにはあまり期待していないのではないでしょうか。

私は、統合失調症の精神病理学は統合失調症の治療学に直接に臨床の技法論を提供するものであるとは考えていませんが、ただ、現状は、患者が背負わなければならなかった苦しみから遠いところでの議論が多すぎるのではないかと思います。それぞれの学問の間にお互いの交流があることは望ましいことでありますが、しかし、一つの学問にはその学問に固有の方法論があり得るはずです。統合失調症の臨床は、それと関わっていない方には理解することが難しい性格を持っています。ある意味では、そういう狭い世界の中で地道に思考されてきた方法論がないがしろにされている感じがします。

故・井村恒郎先生の最終講義となった「臨床精神医学の方法[3]」は、ご自身の統合失調症患者とのコミュニケーション研究の歴史を辿りながら、間直之助さんというサル学者の仕事を通して[4]、ご自分が果たせなかった夢を語っています。長いご研究の最後に語られた結論は、統合失調症患者とのエンパシーの可能性についてでした。間さんという方は長い間サルの中に混ざって生活しているうちにサルの友人のようになった方ですが、ある時にふっと今までとは別のコミュニケーションの在り方があるのではないかと直感したと書かれています。井村先生は、従来の学問の方法論からは、はずされてきたところや見落とされてきたところにこれからの臨床精神医学の可能性を感じられていたように思いました。

第五通　九月一日

回復することが困難な患者の心が少しでも平和になるためには、どのような臨床の技法が必要とされるのでしょうか。もちろん、治っていく糸をつかんでいくのは患者自身ですが、その糸がほぐれないような絡まり方をしているのであれば共同作業でほぐしていくしかありません。星野弘先生は診察の終りごろに「私に何かお手伝いできることはありませんか？」と患者に尋ねているそうです。臨床心理士の風間芳枝先生は「病棟の中で時間を過ごしていると、何か救われたいというような気持ちが伝わってくる」とおっしゃっていました。

今日は保護室に入室している患者とゆっくり散歩をしました。彼が去年の夏に買ってきたぐみの木とゆすら梅に水をあげに行きました。ゆすら梅はこの一年間でかなり丈が伸びて一メートル近くになりました。それからジュースを飲んで、作業棟の陶芸室で何もしないでゆっくりと過ごしました。作業療法士の女性と少し話をしていましたが、病棟では見ることのない笑顔でした。彼は閉鎖病棟に一五年間入院しています。今でも今回の入院年月日を正確に覚えていて「自分は不眠症で入院したんです」とはっきりと言います。この病院には二〇歳代に入院しましたが、一〇歳代に幻覚妄想状態になり精神科病院に短期間の入院歴がありました。父親の転勤のために小学校から高校までに転校を数回していて、友人が一人もできませんでした。この寂しくて辛かった時期に彼が誇りにしていた思い出は、中学生の時に校内のマラソン大会で優勝したことでした。

この病院に初めて入院してからの数年間は何回か退院したことがありました。彼のことをよく知っているベテランの看護師から伺った話では、入院してくると活動的に過ごして退院していくというパターンを繰り返していましたが、ある時期からそのパターンが崩れたそうです。病院の敷地内にある畑の耕し方はすさまじかったようで、苗の植わっているところまで掘り起こしたこともありました。

この病院で重症化した患者の中には、ある時期にかなり急速に重症化した方がいます。

第六通　九月三日

私は臨床の技法という言葉を使いましたが、この言葉は特別なことを意味しているわけではありません。すでに引用しましたが、中井先生の『治療文化論』[1]の中に故・岡村昭彦氏が長野県のある精神科病院を訪れた時に真っ先にしたことが、その病院の患者の足を洗うことであったと書かれています。岡村氏には患者の足がどのように見えたのでしょうか。私は、この方がフォト・ジャーナリストであったこと以外にはどのような仕事をなさっていたのかをよく知りませんが、統合失調症の患者でおそらくは長く入院されている方たちの気持ちや苦労がよくわかる方であったのではないかと思います。彼らの中には言葉でのコミュニケーションが難しい方もいたのでしょうが、誰に対してもその足を洗うことはできます。おそらく、岡村氏にそのように身体に触れられることを嫌がった患者はほとんどいなかったのではないのかと想像します。

私は、統合失調症の臨床について考える時には、重症化した患者のことを念頭に置くようにしています。もし、統合失調症の治療のモデルがつくられるとするならば、岡村氏がなさっていたような臨床の技法がその土台に置かれるべきあると思います。患者に挨拶しながら病棟を歩くことも土台となる臨床の技法であると思います。ほかにもこのような臨床の技法が患者のそばにいる看護師によって地道に実践されているのでしょうが、形にはなりにくい性格のものです。私はこのような意味での臨床の技法を探していますし、それを回復過程に沿って段階的に考えていきたいと思います。

第七通　九月五日

星野弘先生が慢性期の患者の爪をカットしたり白癬の治療をしたりして、なかなか手の届かないような身体の隅を丁寧に治療することを続けているのは、サリヴァンのいう「辺縁に位置している身体感覚」に患者の意識を少しずつ向けていくことによって患者の硬さをときほぐしていくためでしょうか。あるいは、このような作業をとおして患者との関係性を少しずつつくっていくためでしょうか。この二つのことは切り離して考えられることではありませんし、この作業にはこのような二つの側面があります。しかし、それは結局のところ説明でしかありませんから、私たちはこのことを安易に語るべきではなく、また、行うべきでもないと思います。なぜならば、私たちがこのような作業を繰り返し続けているのは、治療者から患者へのアプローチであるよりも先に、患者が治療者である私たちの方に向かって何かを呼びかけてくるから、その呼びかけを聴いた私たちがそのように接していくからです。星野先生はこのことを「共感的・共同作業的」と表現されたのではないのかと思います。

私たちが慢性期の患者の硬い心と身体を少しでもときほぐしていける時があるならば、先に呼びかけがあって（それは絶えずあるのでしょうが）、それに何とか応えていこうとする時にその硬さをときほぐしていけるような小さな臨床の技法ができあがっていくのではないかと思います。「小さな」という意味は、場合によってはある個人にしか適応できない技法であるからです。私が気をつけていることは、呼びかけが聴こえてこなくなるような感性に対してです。現在の治療学は、もしかするとこの方向に進みつつあるのではないのかと思う時があります。

第八通　一〇月三日

私は主に身体を媒体にして患者の心を理解していくことを試みてきました。繰り返しの作業ですが、単純な作業であるとは思っていません。彼らの身体を媒体にしていく時に身体のツボを探すまでにはかなり時間を必要としますし、個々の患者によってそのツボは違います。私の場合には足の方に多く、角化症であったり鶏眼であったりします。足全体であることもあります。ツボを間違えていれば彼らの心を理解していくことにはなかなか繋がっていきません。たとえば、仮に爪白癬を治療して爪白癬が治ることは良いことですが、爪白癬がツボからはずれているならば彼らの心はなかなか伝わってきません。ツボは、爪白癬を治していくという治療者と患者の関係の在り方と深い繋がりがあるのではないのかと思います。このツボについてはもう少し意識的に考えていくつもりです。

私にはこのツボは針治療のひびきに通じるところがあるように感じられます。ひびきは患者にも治療者にも同時に感じられるものであると書かれています。故・増永静人氏は「ツボがその病態にあうとヒビクということは、漢薬がその香と味で患者に安心を与えると同じ意味を持っている。ヒビキのあるツボをおさえるということは、相手の心にヒビクようなツボのとり方ができるということである(5)」と述べています。増永氏は戦後の大学で心理学を学んだ後に指圧師として活躍された方でした。

文献

（1）中井久夫『治療文化論』岩波書店、一九九〇年
（2）山形孝夫『治癒神イエスの誕生』小学館、一九八一年
（3）井村恒郎「臨床精神医学の方法」『井村恒郎著作集三』、みすず書房、一九八四年
（4）間直之助『サルになった男』雷鳥社、一九七二年
（5）増永静人『経路と指圧』医道の日本社、一九八三年

第三章　患者が抱える寂しさ

統合失調症の寛解前期に語られる寂しさ

本章は、一九九七年に東京で開かれた第二回「精神分裂病　臨床と病理」ワークショップで発表し、『精神分裂病　臨床と病理二』（人文書院、一九九九年）に掲載していただきました。編者は故・永田俊彦先生でした。永田先生からは多くのご助言をいただきました。

はじめに

ここでは、統合失調症の患者さん（以下、患者と略す）の感情、その中でも寂しさについて考えてみたいと思います。

精神科臨床では、共感がなければ治癒には至らないと言われているように、患者の感情への共感、土居健郎先生のいう「気持ちを汲むこと」が最も大切なことであるといわれています。また、実際の臨床では、私たちが患者の気持ちを汲むばかりではなく、私たちが患者から気持ちを汲まれていることや患者の情の深さに慰労されていることも少なくありません。このように患者の感情は精神科臨床の土台にあると思います。

しかし、意外なことですが、精神科医が統合失調症患者の感情について書いた論文は少なく、精神科の代表的な雑誌である「精神神経学雑誌」のこの一〇年間を見直してみても、「選択的実感棚上げ現象―精神分裂病の感情生活における特徴的一側面(1)―」がありますが、それ以外には見当たらないようです。

むしろ、患者のそばにいる看護師やコメディカル・スタッフが中心となっている実践的な雑誌には患者の感情の機微に触れたいくつかの報告が載せられています。たとえば、「病院地域精神医学」に「淋しさを訴え退院にふみきれないでいる慢性分裂病患者の看護(2)」があります。

患者の視線の高さに合わせながら根気よく接してしている看護師やコメディカル・スタッフがたくさんいることがその背景の一つにあると思います。たとえば、向精神薬を服薬すると「感情の幅が狭くなってしまう」と訴える患者がいますが、彼らのこのような気持ちを汲みながら時間をかけて服薬を勧め、「感情豊かに生きていってほしい」と願っている看護師は少なくありません。

一方で、原則的なことではありますが、患者の感情をあまりにも正面から話題にすることには慎重になる必要があります。統合失調気質者や統合失調症患者は、安永浩先生のいう「長い槍」でわたりあう人であるからです。安永先生は「パターンB優位者（パターンAの「感情優位型」に対比しての「感覚優位型」）は多くの危険をはるか遠方から、微弱なうちから知覚する。そのためにかえってしばしば、具体的身近な危険の対処にあたっては狼狽する。これは長い槍を扱う人が、手もとにとびこまれると弱いようなものである」。また、「(分裂病者には)もともと分裂気質の人が多いので、感情がスムーズに表面に現れにくく、しかし内面的にはしばしば繊細で傷つきやすく、内向する傾向があり、他面、誇大的幻想傾向もある[3]」と述べ、統合失調症患者の感情を取り上げることの難しさと、その際の治療上の配慮を的確に指摘しています。

一．寛解前期の寂しさと意義深い他者の現れ

私は統合失調症患者の感情に、その中でも寂しさに治療的な関心を持ってきました。彼らは、幻覚や妄想などの急性期症状が消褪し、臨界期から寛解前期に入っていく時期に寂しさを語るようになります。そして、この時期には寂しさをわずかでも保護してくれるようなパートナーの存在を求めるようになります。これは寛解前期だけに限られることではありませんが、寛解前期にいっそう明らかに現われます。力動的な解釈をする治療者であれば、この時期からゆっくりと始まっていく喪の作業に着目するのかもしれません。

彼らが寂しさを訴える寛解前期に私が治療的に大切にしていることは、一日を気兼ねなく眠って過ごしてもらうことです。この時期に十分な睡眠と休息が保障されないと、寛解過程を守っていく彼らの身体感覚が再生してくることが難しくなります。十分な休息のためには、入浴や歯みがき、身だしなみなどにはとても気がまわらないことや、忘れっぽさなどはむしろ自明なことであることを彼らに伝えていくようにしています。病棟のレクリエーションや散歩に参加することも控えてもらう場合が少なくありません。彼らの多くは焦りに掻きたてられて頭を無理に回転させようとしたり体を動かそうとしたりするからで

す。「布団の中では少しは安心して過ごせますか？」と尋ねることもあります。

このような治療的配慮を慎重に行った上で、彼らの寂しさをわずかでもサポートしていけるような工夫を積み重ねていくべきであると思います。

ここで、寂しさをわずかでも保護してくれるようなパートナーの存在とは、患者が信用することができる、治療者をはじめとする他者のことです。もちろん、家族の存在は最も大きいと思います。

また、小曽戸明子先生が「単身生活患者の『保護』をめぐる一考察」で提唱した「意義深い他者[4]」もそれに近い存在である場合があるのかもしれません。「意義深い他者」とは「仮にその人が願望や空想や妄想の中の人であっても、患者自らが相談相手として信頼できるような友人であり、保護者になれる人である[4]」と小曽戸先生は述べています。仮に空想の中であっても友人を持てるようであれば、社会の規範に縛られながら索漠とした現実に直面させられることからは、少なくとも一時的には保護されるのではないでしょうか。

「仕事や結婚をできるようになるだろうか？」、「両親が死んだ後、一体どうすればよいのだろうか？」と彼らが自らの未来に強い不安を持つことは現実的なことではありますが、このような不安が長く続くようであるならば、それは発病過程の神経が研ぎ澄まされたような徴候過敏な状態が続いていて、彼らに休息が保障されていないことを示しているのではないのかと思います。そして、このことはパートナーの存在を欠いた孤独感や薄氷感のあらわな表現であると考えてよいのかもしれません。

五味渕隆志先生は、寛解前期の統合失調症のケースを挙げながら統合失調症圏の患者のポジティブな意味を持つ空想について以下のように述べています。「ファンタジーは、患者にとって、不快な『現実』、不快なイメージをやわらげる作用がある。すなわちファンタジーによって、不快な過去を代償し、現在から逃避し、未来に希望を託す。（中略）要するにたとえて言えばファンタジーとは、病気（あるいは人生と言っても良い）という嵐の海に浮かぶ救命艇のようなものである」（五）。

この意味で、寛解前期の彼らにとって、治療者には保護的な空想への共感能力が求められると思います。彼らの「ファンタジー能力[5]」が乏しいような場合には、彼らの保護的なパートナーとしての治療関係を築き上げていく努力が治療者にいっそう要求されると思います。

また、寛解前期に求められているパートナーは「母親のような人であるよりも、おばあさんのような人ではないだろうか？　おばあさんのような人はいつも見守ってくれているようなイメージがあるのかもしれない」と友人の精神科医が助言してくれたこともありました。

寛解前期の患者が求めるパートナーの存在への気づきを促した四〇歳代の女性は、臨界期から寛解前期へと入っていく時期に「おばあさんのような人」を求めていました。

ケースAさん　四〇歳代の女性

Aさんは両親と兄二人の五人の家族の中で育ちましたが、「お互いに相手がしゃべりかけてこないとしゃべらないような家庭」で彼女だけが明るくふるまっていました。高校卒業後、ある新興宗教に入信して上京しましたが、三〇歳のころに実家に連れ戻されました。その後、いくつかの会社に就職しましたが長続きはしませんでした。その後、昼も夜も部屋を暗くして引きこもった生活になりました。そして、少しずつ声が出ない状態になり、有吉佐和子の「恍惚の人」を傍らに置きながら、中学校時代の友人からもらった犬と一緒に荒廃したような生活を送っていました。

四〇歳の時に私が勤務している精神科病院に入院しました。私は、彼女のこの二〇年間の過去が空白のままに残されてもその空白を保障することと、声が出ない彼女から時間をかけて伝えられてくるメッセージを大切にすることを治療の基本的な姿勢にしました。

彼女は、睡眠が安定に向かいつつある入院三カ月後にちり紙に花の絵を描き、それから毛糸の編み物を一人でこつこつと編み始めました。このころから彼女の表情に淡いやわらかさが感じられるようになり、病棟のレクリエーションにも少しずつ参加するようになりました。診察では「親のそばだと誰でも喜びますか？」と私に尋ねたり、今の楽しみを「編み物と、ゆっくり眠ること」と語っていました。ゆとりのイメージを尋ねると「親のそばでゆっくりと休息して、生まれた時にいい印象を与えること」と答えました。

五カ月後には、同年代の女性の作業療法士と一緒にペーパーフラワーの薔薇作りを始め、とても綺麗な薔薇を作るようになりました。感想は「難しくて大変。作ってどこかに飾っておきたい。紙を切って鉛筆で丸めて薔薇の形にする。テープを使ったり芯を作ったり」と述べていました。この時期に気疲れを意識するようになり、診察の話題は薔薇作りのことを中心にして食事の献立や味のこと、コーヒーを飲みに行くことや歌謡曲のことなどに広がっていきました。

八カ月後に初めての外泊に出かけ、感想は「楽しかった」。その後は月に一回の外泊を続けましたが、「母親とは別に話さないけれど一緒にいると気が紛れる。自分から話しかけていけると楽になるかもね」と語りました。

一〇カ月後には薔薇作りが減り「中学校時代に子犬をくれた友人と会う夢」が増えて、離散的な寛解時臨界期が認められました。

その一カ月後には寛解前期に入り、一日を横になって一人で過ごすようになりました。

この時期に初めて風景構成法を行いました。季節は春で時刻は夕方の四時ごろ、動物は犬、家が三軒描かれましたが白い色鉛筆で描いたためほとんど見えませんでした。四人の人は農耕の鍬を持っていて草取りをしていました。描き終えて「気持ちが楽になった」。「何か気がかりなことは？」と尋ねると「友人を大切にしないと」と答えました。この時期の外泊の感想は「雨の音とか風の音とか外の音がたくさん耳に入ってきていたけれど、少しその音が低くなった。それでいいかなあと思う。気疲れもしません。母親がしてくれるから自分の方はしないと思う」。

一年後には家族や遠方の友人に葉書を出すようになりました。「兄にはこどもが二人いて、こどもをおぶってみたいけれど重いでしょう？　かわいいですね」と、外泊をゆっくりと過ごすことができて、その楽しみを笑顔で語りました。

一年四カ月後に「私の家は三人兄弟でしょう？　多い方ですよね。母親のほかおばあさんという人がいるでしょう？　おばあさんがいなくて育ったから。お母さんは働いていたし兄さんは父親代わりで大変だったんじゃないかなあと思う。誰でも重荷を背負わされているでしょう？　背負っていないといけないから。重い方が楽みたい。だけど、おばあさんのような人が欲しい。私に補助のことばをさしのべてくれるから」とわずかに和らいだ表情で語りました。

その後、入院して初めて体の疲れやすさを訴えました。薔薇作りすることもなく、昼寝をしながら布団の中で安心して休んでいました。「だるいだけ。横になっていた方がいいかなあと思って横になっている」。一年四カ月後からは「終日臥床」の看護記録が増えていくようになりました。

この時期は「繭の時期[6]」であると思います。中井久夫先生は「繭の時期」について次のように述べています。「おそらく破瓜型にあっては、蛹の状態に比すべき、深い内的再調整・再組織が寛解の道程において必要なのであろう[6]」。

このころには病院内の絵画教室にも参加して「あじさいの花」を描き、「自分で考えて描いた、かたつむり」をその側に添えました。風景構成法では家が三軒描かれました。季節は春ごろ、時刻は昼ごろで、農耕をやっている一人の人をかなりの時間をかけて描きながらも「人が描けない。人が描けないから家に帰ってお兄さんでも描いた方がいいかなあと思う」と語りました。

その約一カ月後に、「どういうふうにしゃべっていいのかわからない。みんな一緒に助け合って生きているでしょう？　私の場合はそういうことがないから」と語り寂しそうな表情でしたが、その数日後の外泊で初めて長兄の妻に会いました。「向こうの家からわざわざ来てくれて、ゆで卵をもらいました。家では一人でじっとしているけれど、自然とお姉さんに話し相手になってもらっています」と喜びを語りました。夢には「中学校三年生まで一緒にいた女性の親友」が時々現れてくるようになりました。また、「お嫁さんが友人の役割をしてくれるみたいで、しゃべってくれるから助かります」と語り、高齢の母親の代わりに彼女が家事をするようになりました。

一年八カ月後に「空を見れば星があるし、前、星がなくなったと思った時あったけれど」と彼女の心の平和について語り、一年一一カ月後に退院しました。退院後は家事をしながら静かな生活を送っています。

統合失調症患者の心の平和について、中井久夫先生は「心の平和というのは、サリヴァンが統合失調症の人が追求しているのは peace of mind だといっている、まさにそれです。患者は、何かから逃げているようであるけれども、本人にしてみれば追求しているので、そのあせりをもって追求しているものが peace of mind だというのです(7)」と述べています。

二．寛解前期の寂しさの行方

私は、特に寛解前期における彼らの寂しさと寂しさをわずかでも保護してくれるようなパートナーの存在が寛解過程の進行と停滞、さらには欠陥化の問題に深く繋がっているのではないだろうかと仮定しています。それは、星野弘先生も指摘しているように、寛解前期遷延型の経過を辿り不安定な慢性病態が続く患者が圧倒的に多いためです。「中井久夫によれば、統合失調症は　寛解過程においてどの段階からも慢性化するという。確かに患者はあらゆる段階で不安定に慢性化している。なかでも寛解前期に慢性化が始まったと思われる患者の割合が圧倒的に高いのは、寛解前期の治療困難性を如実に示す証明となろう(8)」。

私は次のような問題を提起したことがありました。「統合失調症患者の心の奥に閉ざされている孤独感、空虚感、絶望感、寂寥感などの感情は彼らの生き方に強い相互作用を及ぼしている。中井久夫は『さびしさをたずねて肯定する患者は、さらりと否定する患者に比べてはるかに離脱のコースに入りやすい』と述べている。サリヴァンは『経過のどの時点でも患者が絶望を起こす可能性がある。そうすれば破瓜型的変化が前面に出る』と述べている。彼らが大切にしたこの視点は古典的な精神症状学とそれに基づいた経過学からは見落とされてきたものであったが、その後もあまり顧みられていないようである(9)」。

病的体験は背景化していても、描画や足底に表現されるように心や身体が疲れ果てて寛解過程が停滞した患者や、さらには解体化した患者の経過を過去のカルテから振り返ってみる時に、特に寛解前期に入った思われる時期に、治療者のまなざしがこの時期に特有の寂しさに届かなかったことや、それをサポートできていなかったことが少なからずあったことに気づかされます。そのような場合でも、看護記録には寂しさをめぐって患者と看護師との会話の記録が残されていることがあります。

殿村忠彦先生が「分裂病の『単純再燃』と『第二次発病』について」[10]で報告した五〇歳代の患者は私が担当医になって六年間経ちました。

ケースBさん　五〇歳代の男性

Bさんは同胞三人の第一子で、幼少期から無口でおとなしく親思いのやさしい性格でした。趣味は音楽を聴くことでした。中学校を卒業後、家業を手伝っていましたが、家業が傾いていく中で長男として何とかしなければならないと思いながらもできない自分に引け目を持っていました。

X年（二七歳）に自分からお得意先を開拓し始め、ある企業に単価を値上げして請求しました。そのころから次第に通行人が警察に見えたりヤクザが家に入り込んでくると思えるようになり、精神科病院に入院しました。その後、四年間に四回の入退院を繰り返しましたが、各々の入院期間は一カ月間から六カ月間と短く、家庭の事情で十分な休養はできませんでした。退院するとすぐに就労しましたが、病状が悪化する契機は得意先の人と会う機会が多くなる時期でした。再入院時は彼が保護されることを求めて入院していました。

X＋五年（三二歳）に私が勤務している精神科病院に初回入院しました。自分を責める内容の幻聴などの病的体験が比較的速やかに消退したため、三カ月後に退院しました。病棟では目立たない患者でした。退院後は再びすぐに就労しました。

X＋七年（三四歳）に自殺企図で川に飛び込みましたが自力で這い上がり、その翌日からは家業を続けました。

X＋九年（三六歳）に再び幻覚妄想状態になり、「休養したい」と言って再入院しました。この入院も一カ月後には病的体験は消退しました。ところが、三カ月後に担当医が転勤することになったため、その交代が伝えられて退院を勧められた時に「まだ無理なような気がします。私は小さい時から誰かにすがらないとやっていけないような気がしていました」と担当医に語りました。看護師にも「先生に見捨てられました」と話したことがありました。入院治療を続けていましたが、四カ月後に病状が悪化して、向精神薬を増量しても深夜も覚醒して独語し続けるようになり、急速に解体化しました。

この一〇数年間は食物でないものを食べてしまう行為などのために保護室での生活を余

儀なくされています。言語的な交流はほとんどできませんが、足の爪切りには協力的で顔をほころばせて応じてくれることがあります。手の爪切りの際にはすぐに手を引っ込めてしまう場合が少なくありません。

このように患者に寂しさが残っていくような場合には、それが絶望感に繋がっていくことがあるのかもしれません。

次のケースは、発病から二〇年間にわたって寛解前期遷延型の経過を辿っている中年期の男性です。おそらくは発病過程から寛解前期にかけて刻印された寂しさを、働き続けることによって何とか背負い続けてきた患者であると思います。

ケースCさん　四〇歳代の男性

Cさんは同胞五人の第五子で、五歳時に実母が死亡したため家政婦に育てられました。父親思いのやさしい性格でした。大学時代は山岳部で、大学三年生の時には旧ソビエト連邦を一人で旅行したこともありました。

大学を卒業後、小学校の教員になりアパートで一人暮らしをしていましたが、X年（二五歳）に発病しました。職場で上司からの命令が負担になっていましたが、「戦う意志を持たなければならないと思った」と言います。女性が誘惑してくる幻聴が聞こえてきましたが、「誰かが結婚しろと言うのが聞こえてきたけれど、やっぱり恋愛は自然にできるものでしょう?」と山岳部時代の友人にしばしば尋ねていました。不眠が強くクタクタに疲れていましたが働き続けました。

X+三年(二八歳)に長兄にだまされて私が勤務している精神科病院を受診しました。それ以来、長兄のことを信用できなくなりました。受診後も休職せざるを得ない勤務状況が続いたため、担当医が入院を勧めると「入院して早く治るなら」と言って入院しました。入院後、比較的速やかに幻聴は消褪しましたが、怒りっぽさが目立ちました。長期の休養が必要な状態でしたが、彼の強い希望で三カ月後に退院しました。退院後はすぐに職場に復帰して働いていましたが、周囲からの圧力や圧迫感は強く、肩肘張って生活していたようでした。

X+九年(三四歳)にやむをえず退職しました。しかし、一カ月も経たないうちに再び職場復帰をめざして猛勉強を始めました。間もなく不眠が強くなり「まわりがグルになって自分に嫌がらせをする」と言って隣家の扉を蹴飛ばすことがありました。

X+一〇年(三五歳)に再入院しました。入院三カ月後に便秘と下痢の交代が一週間ほど続き悪夢が増えました。入院六カ月後にも同様の臨界期様症状が認められました。消灯前後に病棟のホールでぽつんと一人で座っていることがあったため、看護師が声をかけると「話をする人がいなくて寂しい。今後、教職に就くこともできないと思うし、結婚もしていないので落ち着かない。とにかく話し相手がいなくて寂しい」と答えました。

八カ月間の入院生活を送りましたが、入院の後半期は怒りっぽさが続いていました。退院後はすぐに再就職してパン屋などで厳しい肉体労働を続けました。女性からの誘惑の声が聞こえていましたが、その声には孤独感を少し和らげてくれるようなやさしさもあったそうです。

X＋一四年（三九歳）に私が担当医になりました。熟睡感がほとんどなく、食事にも味がない日々で「犬のように働かされている」と語りました。入院して休養することを勧めると「貯金は多少はあるけれど将来の生活の保障は何もない。面倒をみてくれる家族もいない」と言って断りました。兄たちとはお金を貸しても返してもらえないような関係でした。「貯金が半分くらいになるまで、のんびりしようかなあと思う」と答えたことも一度だけありましたが、再就職を重ねながら働き続けました。

趣味は学生時代からの登山でしたが、一緒に登る友人もいなくなっていました。「新田次郎の『孤高の人』は主人公が山登りをしていてお嫁さんになる女性と出会うというストーリーで、最後は山で死んでしまう。それまでは一人で登っていたから、こういう時は危険だということがわかっていたはずだけれど……。今でもその本を大切にしている。今年の夏は登山はしなかった。一人だからちょっと怖いですね」。

仕事からアパートに帰ると銭湯に行き、食事をしたらすぐに寝るような生活でした。好きなクラシック音楽を聞くゆとりもありませんでした。X＋十六年（三一歳）から書道を続けていましたが「楽しみではなくて鍛練としてやっている」と語りました。

X＋一九年（四四歳）から配達のアルバイトを始めましたが、四カ月後に解雇されました。病院での休養を勧めると「食事も作らなければならないし、家で休んでいても寂しいから」と答え、入院に応じました。

スーツケースに一人で荷物をまとめて再入院しました。入院翌日に数回下痢をしましたが、その後は便秘が続きました。睡眠は目覚まし時計で時刻をきちんと決めて起きていて、「働けなくなってしまうから」と昼寝もしませんでした。入院一二日目に「夜はぐっすり眠れる。食事の味はおいしい。今はちょっと便秘気味。だけど教員をやっていた時は一カ月間便秘をして苦しみながら教えていた」と語りました。「今も神経が張り詰めていますね」と私が尋ねると「そうです。あと二〇年は頑張るつもりですから」と答えました。

看護記録には「夕食後はホールで一人で過ごしているが、あまり元気がない。他の患者との交流も見られない」などの記録が続いていました。入院一九日目に「もう貯金がない。

入院費が月に一〇万円くらいかかると患者さんが言っていた。あさって退院したい。入院してから一カ月も経っているのに、身内から元気なの?とか電話もかかってこない。話が通じる人が誰もいない。退院したらすぐに働きに行きます」。入院二一日目に「アパートの壁にカビが生えると困るから」と言って退院しました。非常時の担当医の連絡先を伝えると自分の手帳にメモを取ってくれました。

退院一三日目に外来を受診しました。退院四日目から以前に勤めたことのあるパン工場で働き始めていましたが、夜勤をすることは避けていました。診察の最後に角化症と白癬の薬を希望しましたが、一日おきに銭湯に行き、入浴後には足底に薬を塗布することを続けていました。彼が身体の手入れをしてくれていることに私は感謝の気持ちを伝えました。

この患者は発病の初期に「戦う意志を持たなければならない」と思ってから、過酷な現実に向き合い続けてきました。恋人や話し相手を持つことへの憧れはあっても、寂しさだけが残ってしまうようでした。このことには恵まれない家族関係や就労の強い圧力などが影響していると思います。まず、担当医が彼にとって信用できる話し相手になって、あとは幸運なめぐり合いが生まれてくることを待つしかないと考えています。

三．まとめ

寛解前期の寂しさは、発病過程における絶対的な孤立感とは異なっていて、人間への恐れがありながらも、人間への憧れが強くなった性格のものであると思います。中井久夫先生は「統合失調症の患者は、人間に対して恐れと並んで大変な憧れを持っている。憧れを表現できないのは捨てられてしまうかも知れないことへの恐れと、別れの不可避性のためであろう(11)」と述べています。

私は、単に寛解前期に特有の寂しさに治療的な配慮が及ばなかったというような一つの理由で寛解過程が停滞したり欠陥状態へ移行したと仮定しているのではありません。寛解過程を無事に通過させていく身体感覚が再生してくる機会を不幸にも逃してしまった場合や、そのほかにも私が未だ推測することさえできない多くの要因があると思います。しかし、私の経験から、寂しさとそれをわずかでも保護してくれるようなパートナーの存在の関数によってその経過は少なからず変わり得るのではないだろうかという仮説を立てていくことは、治療的な観点からは実りがあると考えています。

中井久夫先生は「病者には、ほとんどいかなる外部からの刻印も従順な粘土のように受けとる時期がある、それもごく早期にもあるのではなかろうか」(12)と述べ、彼らが慢性統合失調症状態へと入っていく三つの易傷期の一つに寛解前期を挙げていました。

私は、微視的に見れば寛解前期の中でも、とりわけ繭の時期に心の平和の温床があるのではないだろうか、そして場合によってはそれとは逆に、繭の庇護性を奪ってしまうような慢性統合失調症状態への端緒があるのではないだろうかと考えています。

文献

(1)武野俊弥「選択的実感棚上げ現象―精神分裂病の感情生活における特徴的一側面―」『精神神経学雑誌』八九、一八二―二〇三、一九八七年
(2)安部真奈美他「淋しさを訴え退院にふみきれないでいる慢性分裂病患者の看護」『病院地域精神医学』八六、五四―五七、一九八七年
(3)安永浩「境界例の背景」『安永浩著作集一』金剛出版、一九九二年
(4)小曽戸明子「単身生活患者の『保護』をめぐる一考察」『第一二回日本社会精神医学会抄録集』五〇、一九九二年
(5)五味渕隆志「分裂病圏の患者のファンタジーについて」『季刊精神療法』一五、一六三―一七一、一九八九年
(6)中井久夫「精神分裂病状態からの寛解過程」宮本忠雄編『分裂病の精神病理二』東京大学出版会、一九七四年

（7）中井久夫私信、一九九八年

（8）星野弘「分裂病治療の経験　―寛解前期の慢性化を少なくする治療について―」『精神科治療学』一二、六七―七三、一九九六年

（9）工藤潤一郎、五味渕隆志、星野弘「分裂病者の『重さの感覚』をめぐって」中安信夫編『分裂病の精神病理と治療八』、星和書店、一九九七年

（10）殿村忠彦「分裂病の『単純再燃』と『第二次発病』について」『精神科治療学一』、五六七―五七六、一九八六年

（11）中井久夫　第一回統合失調症臨床研究会（神戸）におけるコメント、一九九七年

（12）中井久夫「分裂病の慢性化問題と慢性分裂病状態からの離脱可能性」笠原嘉編『分裂病の精神病理五』、東京大学出版会、一九七六年

四章　中年期・老年期を迎えた患者

一　初老期に寛解した患者

本章の一は、二〇〇五年に倉敷市で開かれた第九回統合失調症臨床研究会で発表し、『治療の聲』（第一二巻第一号、二〇一一年）に掲載していただきました。

発表当時、私の指導医的立場にあった医師から「なぜ高齢の統合失調症の方に興味を持ったのですか？」と尋ねられた記憶があります。この質問には今でも答えられていませんが、統合失調症という重い病いを体験し高齢になった患者さんの思考は、いわゆる健康な人よりも深い場合があるのではないのかと思います。このことをM・ブロイラーは「老人の叡智」[1、2]と呼んだのかもしれません。口数の少ない患者さんの一言一言には重さがあります。また、その描画にも過剰なものが一切ありません。私はこの方々の虚飾のない人間の姿や

生き方からほんとうに多くのことを学ばせていただいてきました。

はじめに

統合失調症はその経過上、加齢につれて、特に中年期後期または初老期以降には軽快化する傾向がある病いであるといわれてきた。本邦においても、また、世界の主要な長期経過研究においても、(1)この傾向は統計的にも強調されるようになった（晩期軽快、晩期寛解）。しかし、一方では、この年齢期以降に晩期増悪、さらには晩期荒廃(4、5)する患者もいる。(3)

私が医師になったころに、「薄い氷の上を歩いているような毎日です」と語った初老期の患者がいた。この患者のように晩期増悪には至らなくても、安心感が極めて乏しく、毎日をびくびくとおびえるように過ごしている患者は少なくない。(6)また、この年齢期は重要な庇護者であった両親を失い、家族との関係が疎遠になり、支えが乏しくなっていく時期でもある。(7)「患者が老年になればなるほど〈支え〉は少なくなっていく。〈支え〉の問題は、初老期、老年期の不安、寂しさの問題とも密接なつながりをもっている(8)」。

このように、長期経過研究から得られた知見は極めて重要ではあるが、患者にとっての中年期後期または初老期の意味、また、この年齢期以降に起こる病状変化を楽観的に語ることはできない。言い換えれば、晩期軽快に至る道のりは、晩期増悪に至る道のりと同様に未だよくわからず、また決して平坦ではないようである。

笠原は、この臨床的課題に注意を促すように、晩期軽快の報告が極めて少ない現状を指摘している。すなわち晩期軽快した自験例を挙げながら、「こういう晩年軽快ケースは結構あるのではないか。それは統計的な課題ではなくて個別的ケーススタディの課題である[9]」、また、「もっと多くの症例報告が望まれる[10]」と述べている。

本章の一では、まず、私が担当した時点で六七歳であった統合失調症の女性で、中年期後期から緩やかに寛解へと向かったケースを報告したい。そして、その回復過程を振り返りながら、患者の苦労や工夫、家族や職場の同僚や上司、また、前担当医との関わり、そして、私との関わりや臨床で心がけたことなどについて考えてみたい。

一．昭和一桁生まれの統合失調症の女性

私が担当した時点でこの女性は六七歳だった。三六歳時以前の発病らしいが詳細はわからなかった。五一歳時に精神科を初診した。その後、通院治療を続け、五四歳時に短期間の入院治療を受けた。退院後は再び通院治療を続けている。発病状況などはわからないが、

経過類型としてはおそらくは潜行発症――単一経過型で、私が担当した時期には寛解状態で安定していた。

家族歴・生活歴

ある地方都市で生まれた。同胞四人の末子。父親は戦時中に胃がんで死亡、母親も患者が四四歳時に胃がんで死亡した。長兄は幼少期に死亡、次兄は患者が四四歳ごろから行方不明になった。姉は戦争中にA県で原爆に被爆して即死した。生後間もなくA県に転居して、小学校はB県、中学校で再びA県に転居して一八歳時に看護師の資格を取得した。しばらくA県で看護師として勤務して二六歳時にB県で勤務した。

その後、三六歳時に総合病院のC病院に勤務した。小児科などを経て放射線科で勤務した。病院内で独語をしながら廊下を歩いている姿がかなり目立っていたという。

現病歴

経過一

X年一二月一九日(五一歳時)からC病院精神科に通院した。X+三年八月二六日(五四歳時)に入院目的で精神科病院のD病院に転院したが、C病院のC医師からD病院のD医師への引き継ぎサマリーにはその当時の患者の様子が次のように書かれていた。

「当院に三六歳時から勤めていた看護婦です。入職当時より独語、生活上の常同性、周囲との折り合わなさが認められ、仕事の能率も低い状態でした。上司は精神科に受診するように勧めていましたが、なかなか受診に応じませんでした。約三年前からようやく受診するようになり、フルフェナジン一mg、スルピリド一〇〇mg、クロルプロマジン二五mg程度を処方していましたが、服用は正確でなかったようです。本人の訴えとしては不眠、幻視（『赤いものが見えたり、緑のものが見えたりする』）、幻聴（『雑音のようなものが聞こえる』、他覚的にはかかってもいない電話に出て対応するなどの奇行が認められる）などがありますが、詳しい内容については語りません。しかし、最小限度の礼容や人間的接触は保たれています。この一、二カ月は『食欲が無い』と言い、栄養、水分摂取も十分でなかったらしく、身体的にもふらふらの状態です。上司が心配し、また本人もようやく〝入院して立て直す〟気持ちになり入院に同意しました。また、両親が死亡し頼りになる親戚が全くいない状況であるため、さしあたり当院が保証人になります」。

患者はその当時、看護師寮で生活していたが、他の職員との交流はなかった。勤務内容は、小児科時代から全ての温度板に脈拍七二と記入してしまうなど仕事にならなかったが、上司である主任が患者の勤務を代行してかばっていたという。また、休みがちであった。

X十三年八月二六日（五四歳時）に主任に付き添われてD病院を受診して、女子閉鎖病棟に一〇月二八日まで約二カ月間入院した。入院時の緊急連絡先はC病院になっていた。退院後は再びC病院に通院することになった。D医師からC医師への紹介状は次のようであった。「入院二カ月前から食欲がなく一日一食、足が地につかず手がふるえる、涙ばかりが出てしまう。C先生から薬をもらい眠れていたが、自然に眠りたいので一週間やめてみたら眠れずこんな状態になったという。疲労も認め、休養、服薬、睡眠の改善の合意で治療に応じた。経過としては、その日のうちから食欲良好で全量摂取、補液は二日で中止。もっぱら自室（三人部屋）で過ごし他患とも一切つきあわず、衣類は入院時からのものを取り替えずマイペース。睡眠も昼寝もして夜も良眠。この患者なりに静穏に過ごし、本人の希望もあって退院となりました。体重四五kg（入院時四〇kg）。『他の人たちを見ていて、私の方が（病状の上で）まだまし』という感想を述べています。職場に復帰したら、また食欲がなくなりそうと今から心配しております（当然と思いますが）」。

退院後はC病院に通院治療を続けた。

経過二

X十六年（五七歳時）にC医師が定年退職することになったため、担当医がE医師に交代した。E医師は約一〇年間担当した。診療録を調べてみたところ、X＋一七年のC病院精神科の廃科時にX＋七年以前の診療録は廃棄されていた。残された診療録によるとX＋七年（五八歳時）には患者はすでに退職していたので、定年前に退職したことになる。

X＋七年（五八歳時）からX＋一五年（六六歳時）までの診療録を読むと、「体がだるい」という訴えが続いていた。X＋七年三月（五八歳時）とX＋九年一二月（六〇歳時）に、尿失禁の治療のためF病院泌尿器科に各々約二週間入院した。

X＋七年四月の診察では「私の病気は治るんですか」と尋ねていたが、E医師は「必ず治る」と答えていた。その翌々年のX＋九年九月（六〇歳時）の診察では「治らないのにここに来るのは嫌です。不眠は仕方ないけれど。神経衰弱状態というのは自分ではよくわからない」と訴えていたが、E医師は「予防のために薬を飲み続ける必要がある」と伝えていた。

X＋八年一月（五九歳時）とX＋一〇年一〇月（六一歳時）に「入院したい気持ちがある」と伝えていたが、次の診察では入院は話題になっていなかった。

「だるさ」の訴えの他には「仕方なく生きている」、「年末年始と言っても特に変わらない」「楽しいことは何もない」、「おもしろくない。家の近くには映画館がない」などと単身生活の潤いのなさや孤独感を訴えることが多かった。また、「人のことを恨んでいる」と語ったこともあったが（E医師は誰のことであるのかを尋ねていない）、「さびしいから週に一回くらいお手伝いさんを雇いたいと思うけれど、お金がもったいないでしょう？」とE医師に尋ねたこともあった。

経過三

X＋一六年四月（六七歳時）にE医師が転勤することになったため、担当医が私に交代した。E医師から私への引き継ぎサマリーは、「①もともと当院の看護婦です。分裂病。②こちらを信用してくれると規則的に薬を取りに来院してくれます。薬を渡す時に次回の予約カードを渡すことにしていました。③日常生活の詳細は不明。やせてきたら要注意と考えていましたが、幸いにもそういうことはありませんでした。④処方は、フルフェナジン〇・八mg、ビペリデン二mg／朝、夕食後、クロルプロマジン（五〇）一錠、レボメプロマジン（二五）一錠、エチゾラム（一）二錠／眠前」。

担当医交代後も二週間に一回、規則的に通院を続けた。一回の診察時間は五分～一〇分程度だった。

X＋一六年四月一二日　待合室では待っていられないためか、病院近くまで外出していたようで、予約時間からはだいぶ遅れて受診した。病院まではタクシーと電車を利用して片道九〇分かかる。「糖尿病があってだるいですよ」。六一kg。自宅近くの内科にも通院している。気分転換は「何もない、テレビだけ。体が動かない」。薬は「合っています。よく眠れますよ」。調子が悪い時の病院への連絡の仕方を、担当医が不在の時にどうするかなども含めて再確認した。

五月一〇日「今日は薬だけでいいです」と言うが、少し間をおいてから「E先生から何か便りがありましたか？」と尋ねるので、引き継ぎ時に患者のことを心配していたことを伝えると少しにっこりとした。

五月二四日「糖尿病で体がだるい」、「生きていてもおもしろくない」と言う。「旅行に行きたいけれど怖いから行けない。薬がなくなると怖い。上高地に行きたいけれど遠方は怖い」。

補中益気湯七・五g／毎食前を追加した。「漢方薬は値段が高いので三日分でいい」と言うため、初回は三日分のみ処方した。

六月七日　待合時間にファミリーレストランまで食事に行った。「今日は、まぐろのたたきごはんを食べてまあまあだった」。漢方薬は「よく効く。だるいのが治るね」。

六月二一日　漢方薬を毎日飲んで「暑いけれどだるさがやさしい。私には効くんですね」。

診療録に電話番号が記載されていないため尋ねると、「電話は親がいる間はついていたけれどやめた。間違い電話があるから」。今気がかりなことを尋ねると「何もない。お金がもっとあればいい。年金だけでは足りない」と答えた。

七月一九日「家の中にいれば大丈夫。怖いからどこにも行かない。働いている時に方々に行ったからこれでいい」。私へのお中元にカルピスをいただいた。外来看護師が「きっと先生にお子さんがいると思ったんですね」と言ったことが印象的だった。

八月一六日「銭湯がつぶれたので、福祉センターのお風呂に毎日行っている」。「調子が悪い時はある。だるさがやさしい時とそうでない時がある。でも我慢できる、だるさだから」。診察の最後に「E先生は偉くなって転勤したんでしょう?」と尋ねた。この診察以降、E医師のことを患者から話題にすることはなかった。

九月二七日「階段が怖いからタクシーを使う。もう道楽しないからタクシーだけが道楽」。

一〇月一一日　入眠するのに二時間かかるが、「薬を変えるのは怖い。同じ薬でいいです」。

一一月八日「だるさはやさしくなった。普通の人みたいではないですよ。補中益気湯はよく効く。初めは苦くてだんだん甘くなる」。

X＋一七年一月一〇日　年始の挨拶。「変わりないです。眠れないと翌朝吐いてしまう」。

二月七日　C病院精神科が廃科になるため春以降の通院先を相談した。自宅近くのクリニック、また、E医師の勤務している病院のことも検討したが、患者の希望でC病院の系列病院に転院することになった。担当した約一年間、幸いにもやせてくることはなく、体重は約六〇kgで安定していた。

二．考察

（一）患者とその家族

1　身寄りのない統合失調症患者で、患者の思春期に姉が被爆して即死したことなど生い立ちにも恵まれていない。やや厭世的ともいえる人生観には、幼少期に父親が死亡、ついで長兄が死亡、さらに姉が被爆死していたことなどの発病前の体験が色濃く影響しているのかもしれない。患者自身が被爆したのかどうかはわからなかった。

2　四四歳時に母親が死亡してからは、間違い電話を恐れて電話を取り外すなど患者は世間との接触を避けている。母親は患者にとって庇護的な存在であったのであろうが、母親が死亡してしばらくは入院治療を必要とするほどには病状の増悪はしていない。精神科をようやく受診したのは母親死亡の約七年後で、入院したのはさらにその三年後だった。入院時に「涙ばかり出てしまう」と語っているが、筆者には母親の死にまつわる感情が長く「棚上げ[11]」されていたという印象を受けた。母親の死亡以外は家族のことは語られなかったが、この患者の過去は発病前から痛みに満ちているので、むしろ当然のことであったと思う。

（二）患者の職場選択とその同僚や上司との関係

1　病いを背負いながらも定年近くまで何とか勤務した。このことにはC病院看護課の理解と協力が不可欠だった。上司にも恵まれた。また、当時は親方日の丸的な性格が強かったC病院を患者が勤務先として選択したことは、解雇から自分の身を守ることに役立った。

2　D病院入院時には身寄りがなかったので、勤務先のC病院が保証人になった。C病院精神科の廃科時に次の通院先に迷うことなくC病院の系列病院を選択した。統合失調症の患者で系列病院を選択する患者は多かったが、この患者の場合にはC病院が保護者としての役割を担ってきたという側面も大きかったのだろう。

3　C病院精神科の外来看護師は「私たちの先輩です」と敬意を払って接していた。また、待合室で長く待てない患者であることに配慮して、待合時間に病院近くのファミリーレストランに行くことを許容していた。この患者は通院時に外食することを楽しみにしていた。

（三）患者の苦労や工夫と前担当医との関わり

1　C医師の外来に通院するようになってから、少しずつ病いを受け入れるようになったようである。C医師は患者が精神科を受診するまでの長い間、患者を見守っていた。また、C医師の定年退職後に担当医を引き継いだE医師も「必ず治る」と患者に伝えたりしながら、患者の次の人生が開けてくることを見守っていたという印象を持った。C医師、D医師、E医師は、この患者個人の生き方を尊重しながら、寛解過程を粘り強く支えていた。

2　患者がC病院の退職を決めた時期は五五歳時から五七歳時の間であったが、それは初診時から担当医を続けてきたC医師の定年退職の時期と重なっていた。この時期に患者とC医師との間にどのような対話があったのかは、その後診療録が廃棄されたのでわからない。

3　D病院での入院体験は患者にとって保護的で、その後の患者の人生に良い影響を与えていたようである。その約五年後（五九歳時）と約七年後（六一歳時）に、患者は自ら「入院したい気持ちがある」と語っていた。また、F病院泌尿器科で入院治療を受ける際にも、D病院での入院体験が少しは役に立ったのかもしれない。

4　加齢について「家の中にいれば大丈夫。怖いからどこにも行かない。働いている時に方々に行ったからこれでいい」、「階段が怖いからタクシーを使う」などと用心深くなり、不安、恐怖から遠ざかるように行動するようになった。[12]また、孤独感や寄る辺なさの訴えもあった。「さびしいから週に一回くらいお手伝いさんを雇いたいと思うけれど、お金がもったいないでしょう?」と人恋しさを語ったこともあった。

5　若いころは国内を旅行するという趣味を持っていたようである。初老期になってからは遠出を控えて、銭湯に行くことや通院時に外食することなどの小さな楽しみを身近に見つけるようになった。

6　患者の自閉的態度は初老期になって徐々に弱まってきたようであるが、その態度は大きくは変わらなかったことが寛解に繫がったのではないだろうか。初老期は「人間的親しみの回復[2]」の時期といわれるが、自閉的態度が弱まる時期には「晩期増悪」「晩期荒廃」などの再発の危険性も高くなるため治療上要注意の時期でもある。前担当医であったC医師、D医師、E医師は患者の自閉的態度を尊重しながら治療を淡々と続けていたが、この治療姿勢は患者にとって侵襲性が低く、保護的なものであっただろう。

(四)寛解期の患者と私との関わり、臨床で心がけたこと

1　私が担当した時は精神病症状はほぼ消退していて寛解状態で安定していた。気がかりなことを尋ねると「お金がもっとあればいい。年金だけでは足りない」と経済的な不安を

訴えていた。しかし、病いの不安は和らいでいたためか、私には「私の病気は治るんですか」とは一度も尋ねなかった。

2　担当医不在時の病院への連絡の取り方などは、E医師からの引き継ぎ時に再確認した。このような再確認は当たり前のことではあるが、特に外来患者にはできるだけ丁寧にやるように心がけている。私が精神科研修医であったころに指導医的立場にあった医師から「当たり前のことを特に意識することなくできるようになるまでにはかなりの経験が必要である」と教えられたことがあった。また、「中年期・老年期の外来分裂病患者の精神療法について、まず第一には、身寄りがなく将来の不安を訴える者に対しては、医師が患者の緊急時にはきちんと対応することを伝える」(13)という指摘がある。

3　患者への接し方については、C医師とD医師の紹介状、E医師の引き継ぎサマリーを参照しながら、患者が担当医交代以前とできる限り変わりなく過ごせることを目標にした。予約カードについてもE医師と同様に診察の最後に渡し、このカードを備忘録のようにも利用した。また、外来看護師の患者への敬意の払い方や許容的な接し方を尊重できるような診察を心がけた。疲れやすさやだるさなどの身体をめぐる話題が多かったが、単身生活の老年期患者であったため、寂しさや心細さを診察でさりげなく取り上げたこともあった。

4　D病院入院中の患者は硬く、拒絶的な側面の強い印象があったが（私は当時D病院に勤務していた)、その一二三年後に私が担当医となった時期の患者からは、拒絶的な側面は目立たず、若輩の医師に対するやさしさ、思いやりを感じた。例えば、漢方薬に対して繰り返し語られた肯定的な評価は、患者の「だるさ」の訴えに対して漢方薬を併用した私の診療へのねぎらいの意味もあったのではないか。

5　私が担当した約一年間、患者は孤独で潤いの少ない生活の中にも小さな楽しみを見つけながら、つつがなく生きることを大切にしていた。身寄りがなく友人もいない患者であったので、外来に通院して担当医と少し話をしたり、お中元を贈ったりすることも楽しみの一つであったと思う。

三．まとめ

統合失調症患者は、人生の後半になって軽快または寛解し、時には治癒する場合があるといわれてきた。また、この病いの経過の一つの特徴は人生の後半における病状の軽快化であるともいわれてきた(14)。この患者の場合にも、長期経過研究が示したように、加齢につれて病状の華々しさは確かに薄れていった。しかし、寛解へと向かう道のりは決して平坦ではなく、患者の荷った苦労は多大という印象を持った。その生き方を振り返ると、その節目で支えは確かに必要であったが、患者自身が病の不安や恐怖から遠ざかるように工夫し、また、小さな楽しみを身近に見つけ、多くの苦労を乗り越えてきたところが大きかったと思う。ＷＨＯの長期経過研究[15]では、患者が希望（expectation）を持つことがこの経過に良い影響を与えるといわれているが、この患者も闘病生活の様々な局面で小さな希望を見つけてきたと思う。

二　中年期に再発を繰り返した患者

本章の二は、「こころの臨床 à・la・carte」（星和書店）が二〇〇四年に「寛解過程論（中井久夫）を読み説く」という特集を企画した際に、「寛解期前期」の章を担当し掲載していただきました。私は当時、東京都調布市の青木病院に勤務していました。

はじめに

私が勤務している青木病院は昭和三七年創立の精神科病院で、開院当初から統合失調症の患者を中心に診療を続けてきた。中井久夫先生がこの病院に常勤医師として勤務したのは昭和四二年から昭和四六年にかけてであった。今年（平成一六年）で開院後四二年間が経ち、中井先生とその同僚であった医師が診療にあたっていた時代に青年期であった患者は高齢になり、還暦を迎えた患者も少なくない。

私は看護研究会や家族会などにおいて統合失調症の臨床について話をする時には、中井先生の寛解過程論について説明してきた。(1) 最近は、入院患者の高齢化という精神医療の現状に即して、経過が長期化した患者の寛解過程についても述べるように心がけている。

本章の二では、昭和四〇年代の二八歳時に青木病院に初回入院して、還暦を迎えた男性患者の寛解過程を取り上げた。

まず、昭和四〇年代から青木病院で治療を受けてきた患者が、どのような人生を歩み、また、どのような初老期を迎えているのかを振り返ってみたい。その上で、この患者の寛解期前期とその遷延化について、この五年間の経過をとおして考えてみたい。

一．昭和一〇年代生まれの六〇歳の男性

患者が五八歳時に私が担当医になった。二八歳時に発病してA病院に初回入院した。経過類型としては急性発症・波状経過型で長い治療歴がある。治療を続けながら二〇年間も就労してきた。ところが、五五歳時以降は退院と再入院の間隔が短くなった。また、退院後の単身生活も不安定な状態が続いている。

（一）家族歴・生活歴

B県の下町で生育した。長男で五歳年下と一〇歳年下の異母姉妹がいる。実母は精神病で戦時中の昭和二〇年に死亡した。患者によれば「餓死した」という。継母に育てられた。

乳幼児期は発育が遅かった。家族はこのことを心配して高校まで進学が保証されている有名私立小学校に入学させた。一〇歳ごろまで夜尿が頻繁にあった。食事が遅く二時間かかることもあった。学校では友達はいなかったが担任の教員から可愛がられた。教室のストーブの火をつけて回る係で、社会科が得意だった。高校を卒業後、父親と関わりのある証券会社に四年間勤務した。その後は家業の写植業を手伝った。

（二）現病歴

経過一（五〇歳代前半までの経過）

X年一一月下旬（二八歳）に長妹が結婚した。そのころから急に奇異な言動が始まった。見知らぬ人の家に行き「嫁に下さい」と言ったり、「玩具屋の娘を嫁に欲しいから頼んでほしい」と言ったりした。また、食事をせかされるように速く食べるようになった。「狙われている。盗聴器を仕掛けられている」、「三年前からロボットで誰かに操作されていたのではないか」、「超音波が聞こえてきた」などと言い始めたため、一二月上旬に自宅近くの大学病院精神科を受診した。その翌日に妹に抱きついて離れないということがあり、一二月中旬にA病院に初回入院した。初回入院時からC医師が担当した。

A病院への入院は今までに合計九回ある。①X年一二月（二八歳）〜X＋三年一一月（二

年一一カ月間）、②X＋五年五月（三二歳）～X＋六年四月（一一カ月間）、③X＋九年一〇月（三六歳）～X＋一〇年一月（三カ月間）、④X＋二二年一月（四九歳）～同年八月（七カ月間）、⑤X＋二七年一二月（五五歳）～X＋二九年六月（一年六カ月間）、⑥X＋三〇年一〇月（五七歳）～X＋三一年三月（六カ月間）、⑦X＋三一年八月（五八歳）～X＋三二年四月（八カ月間）、⑧X＋三二年七月（五九歳）～X＋三三年四月（九カ月間）、⑨X＋三三年一〇月（六〇歳）～現在。

入院時の病像は一回目から三回目までは緊張病性興奮状態で、四回目以降は緊張病性亜昏迷状態であった。

この間に、X＋二四年（五二歳）に父親が死亡した。X＋一一年（三九歳）に患者がある宗教団体に入信したという理由で父親の葬儀には出席させてもらえなかった。

また、担当医が三回交代した。X＋一七年三月（四四歳）にC医師が転勤したため、Dクリニックのｄ医師に交代した。Dクリニックには X＋二七年一一月（五五歳）まで通院した。同年一二月の五回目の入院時にD医師から再びC医師に交代した。X＋三一年八月（五八歳）の七回目の入院時にC医師から私に交代した。

X＋一七年一〇月（四四歳）に部品工場に勤務して、X＋一八年（四五歳）には会社の同僚とともに初めての海外旅行をした。また、日曜日の朝にはソフトボールを楽しんでいた。そのころから自分で服薬回数を減らし始めた。X＋一九年七月（四六歳）からX＋二〇年六月（四七歳）まで通院を中断していたが、同年七月の受診時は元気に生活していた。X＋二二年一月（四九歳）には両親に付き添われてDクリニックを受診した。X＋二一年秋ごろから徐々に落ち着きがなくなってきていたという。そのため、同年一月から八月までの約七カ月間、再入院した。

患者が五一歳時のC医師の経過の要約は次のようであった。「初回入院は三年間弱の入院を要したが、以降の入院期間は一一カ月間、三カ月間、七カ月間であり、いわゆる人格変化はなくむしろ成熟していると思う。病状も病歴の長さのわりにはシンプルで回復がスムーズだった。三回目と四回目の入院は全経過の中で微小再燃とも言えるものであろう。臨界期現象は不鮮明であった。家庭の事情で単身生活を続けたが生活内容は貧しくない。ただ、単身の寂しさが時々語られた」。

X＋二四年三月（五一歳）から再びDクリニックに通院した。職業安定所に通っていたが、バブルがはじけた後の不景気で再就職が難しいことをD医師に相談し、同年五月から生活保護を受給した。その後、X＋二五年一一月（五二歳）に食品会社に就職した。早朝からの勤務にも耐えていたが、入社一年一〇カ月後のX＋二七年八月（五四歳）にリストラで退職した。そのため、同年九月から生活保護を再受給した。そして、退職四カ月後の同年一二月（五五歳）に再入院した。

入退院を繰り返しながらも就労を続けてきた。退院してしばらく経つと自分で仕事を探してきた。第一回退院後は繊維問屋に一年間、第二回退院後は食品会社に九年間勤務した。この間に入院治療を受けたため三カ月間の休職をした。その後も出版会社に一年間、製作所に一年間、部品工場に六年間、別の食品会社に一年一〇カ月間勤務した。二八歳で発病してから五五歳までの二七年間に合計して二〇年間就労したことになる。

職場で友達をつくった。九年間勤務した食品会社の友達とは細々とではあるが現在も交流が続いていて「会社が倒産するまで一緒に頑張った友達」と言う。また、競馬やパチンコなどを友達と楽しむようになり、部品工場勤務時代には積立金で韓国旅行に二回行った。ソウル市内の環状線電車に一人で乗って迷わずにホテルまで戻ってこれたことや、宴会で「北国の春」を歌ったことなどが懐かしい思い出になっている。

経過二（五〇歳代後半からの経過）

ところが、X＋二七年一二月（五五歳）の五回目の入院以降は退院と再入院の間隔が短くなった。アパートの大家のEさんは「元気に働いていたけれど、お父さんが亡くなってから神経を病んできた感じだった」と私に語った。退院してしばらく経つと服薬回数を減らし始め、睡眠リズムが乱れるようになった。そして、次第に言動のまとまりがなくなって、緊張病性亜昏迷状態で再入院するようになった。七回目の入院時は転倒して外傷を負いながらも何とか自力で病院まで辿り着いて入院した。八回目の入院時はアパートの廊下で倒れているところをEさんに助けられて入院した。

このように五五歳時以降は、単身生活が徐々に難しくなってきた。X＋三二年七月上旬の八回目の入院前には不眠と困惑が強くなってきたため入院を勧めると、「入院すると長くなるから」と拒否したが、「あまり力が出ないいんですよね。以前は重労働に耐えられたんですよ」と語った。その四日後に亜昏迷状態になって入院したが（五九歳）、急性期症状は二カ月後に消過した。この患者の急性期の特徴は、幻覚妄想が激しい時期でも安全保障感が大きくは揺るがないことだった。入院一カ月後の八月一三日の診察でも「朝夕ともお祈りしているから守られているのかなあ」。（何かに守られている感じ？）（（）は著者。以下同じ）「そうですね」と語っていた。以下はその後七カ月間の診療録から抜粋した。

九月一七日　九月一二日ごろから口数が減った。昼寝の量が増えて睡眠が安定した。

九月二五日　下痢が始まり一週間続いた。少し安堵したような表情になった。

一〇月一八日　「親がもう年だし僕も写植の仕事を継げるかどうかわからない。ワープロが出てから景気が良くない。五四歳ごろから体が弱った感じがする。昔みたいにさっさとできなくなった」。一日をよく眠って過ごしていた。

一一月二日「入院二日前くらいから調子が悪かったです。眠れていたんですけれど食事がうまく取れなかったです。部屋が散らかっているのを直そうと思ったけれどいつも移動しているみたいで、帰ってみると物が移動しているので誰かが入っているのかと思った」と入院直前の体験を語った。静かに臥床しながら過ごしていた。

一一月一六日　大家のEさんとも親しく住み慣れたアパートが下町にあったが、生活援助の目的で病院の近くに引越しすることを勧めた。(五年前から体力が落ちたと言っていたけれど?)「落ちました」。(その分生活を)「変えないといけないですね」。(引越しをすることは故郷を失うような感じも?)「だいぶ働いてきて、そこにいたから」。

一二月七日「何か目的がないと何のために生きているのか? 今までは宗教団体が発展することとか、その会員と結婚できないかと考えていた」。抑うつ的な様子であったため希死念慮を尋ねるときっぱりと否定して、「余裕ができたら『日本の歴史』全二五巻を全部読みたいです。証券会社にいる時に買いました」と語った。

九月中旬から一二月中旬まで「一日臥床」の看護記録が続いた。一二月下旬になると表情に笑みが見られるようになった。体重も徐々に増加した。また、日中の動作が軽快になり、他の患者とマージャンをするようになった。

X十三三年一月からはソーシャルワーカーのFさんと一緒にアパート探しを始めた。そして、同年三月に病院の近くにあるアパートに引越しをした。一五年振りの引越しだった。このアパートにはA病院から退院した数名の患者が生活していて、職員からは「トキワ荘」と呼ばれていた。「トキワ荘」とは、昭和時代の東京都豊島区で同じ志を持つ無名の新人漫画家が共同生活を営んだアパートの名前だった。

三月二九日　気がかりなことを尋ねると「お母さんももう年だから、何かあった場合は連絡が取れるようになるべく家にいたいと思います」。（生活で心配なことは？）「栄養不良にならないこと」。（退院後の楽しみは？）「プロ野球。今はビリだけど大洋ホエールズの三原監督のころからのファンです」と言ってにっこりとした。

同年四月中旬に退院した。退院後は病院のデイケアを利用しながら通院を続けていた。デイケアではパソコンの囲碁に一人で黙々と取り組んだ。この患者にしては珍しく他のメンバーとの交流はほとんどなかった。同年八月ごろからは服薬回数が減り始め、一〇月下旬に亜昏迷状態で再入院した（六〇歳）。私が入院について説明をすると、「自由を謳歌したいです」と答えた。現在は入院中で退院準備を始めている。

二．考察

（一）五〇歳代前半までの安定期

①患者は他人にやさしく忍耐強い性格である。また、現代社会における弱者の立場にも敏感な尊敬できる人柄である。

②幼少期に実母が病死して継母に育てられたという生育歴は、この患者の後半生の不安にまで影響を及ぼしているように見える。このことは、病状が増悪すると妙に人恋しく人なつっこくなるところにも表れていると思う。この傾向は父親の死亡後にさらに顕著になった。

③一方で、精神科初診時から長年にわたって診療や看護を続けてきた前担当医をはじめとするA病院の職員が患者に及ぼした影響も、生育歴からの影響と同じ程度に大きいと思う。すなわち、病状が増悪しても安全保障感が大きくは揺るがないことである。精神科では治療で受ける患者の心の刻印は大きいといわれているが、この患者の場合も例外ではない。

④二八歳時に発病してから五五歳時に至るまでに、自分で仕事を探してきて二〇年間働

いた。他人にやさしく迷惑をかけない性格が勤務先での適応を良好にしたのかもしれない。また、病院や職場で友達をつくれるようになった。趣味も増えて、パチンコ、競馬、マージャン、将棋、ソフトボール、読書などを楽しんでいた。また、四〇歳代には海外旅行も体験できた。C医師が述べているように、発病前よりはゆとりができて人格も成熟し、人生を楽しむことができるようになったといえるだろう。

⑤また、人生の節目で患者は生活の支えや楽しみ、小さな希望を自分で見つけてきた。「食べるだけでは人生はつまらないから」と言って四三歳時からは一〇年間小鳥を飼っていた。

⑥二八歳時の発病時から五〇歳代前半までは寛解過程が順調に進み、長期経過の観点から見ると安定期にあった。再発をとおして寛解期前期から寛解期後期への移行がスムーズになり、退院後の単身生活の安定度も高くなっていた。

(二) 五〇歳代後半からの変化期

①ところが、第五回目の入院（五五歳）以降は退院と再入院の間隔が短くなった。退院して単身生活を再開すると間もなく活気が乏しく疲れやすい状態になり、生活にもゆとりや潤いがなくなるようになった。長期経過の観点から見ると変化期にあたるだろう。

②入院すると急性期症状は比較的速やかに消退するが、寛解期前期に心細さや寂しさ、

支えの乏しさを訴えることが増えた。すなわち、「体が弱った感じがする」、「家業を継ぎたいけれど継げるかどうかわからない」、「一人暮らしを楽しめなくなった」、「何か目的がないと何のために生きているのか？」などである。下町の工場の長男として父親に大切に育てられてきたので、家業を継ぐという意識は発病前から強かったと思う。結婚願望は発病したころから強かったようである。患者は通院中の拒薬の理由について「忘れてしまう」と言うことが多かったが、「射精がうまくいかなくなった」とこぼすこともあった。

③また、寛解期前期が遷延化して、寛解期後期への寛解過程が足踏みするようになった。五九歳時の第八回目の約九カ月間の入院経過を振り返ると、急性期は約二カ月間で終息して九月中旬から下痢、微熱などの臨界期症状が約一週間続いた。その後、速やかに寛解期前期に入ったが、退院時にいたるまでこの段階が続いていた。

このように、五五歳時の第五回目の入院以降は寛解期前期が遷延化するようになった。この遷延化に影響を与えた要因を五〇歳時以降の生活や環境の変化の観点から考えると、

④五二歳時に父親が死亡してからは継母との関わりが疎遠になった。そして、五五歳時に職を失ってからは継母の安否をめぐる話題が増えて、「もしお母さんが亡くなったら写植って難しいんですよね」、「お母さんも年だから、何かあった場合は連絡が取れるようになるべく家にいたいと思います」などと言うように先取りされた不安が強くなった。もち

ろん、この先取りされた不安には父親の葬儀に出席させてもらえなかったことも影響しているのかもしれない。父親は患者を高校まで進学が保証されている有名私立小学校に入学させ高校卒業後には証券会社を紹介するなど、幼少期から発達の遅れを心配された患者にとっての庇護的な存在であった。患者の病状が増悪した時にも父親は患者に付き添って来院していた。

⑤X＋三二年三月（五九歳）に一五年振りに転居した。ソーシャルワーカーのFさんは「X＋一七年（四五歳）から住み続けた下町という地域が患者さんを支えていた部分も今までは大きかったのではないでしょうか」と語った。この数年間はもと職場の友達との交流が乏しくなり、大家のEさんを中心とした地域での支えも及ばなくなってきていた。転居についてはソーシャルワーカーのFさんと十分に相談した上で提案した。

⑥D医師が私に語ったように、患者は経済状況の変動からも大きな影響を受けた。X＋二四年五月（五一歳）にはバブルが弾けた後の不景気で生活保護を受給した。そして、五五歳時にリストラで退職した。

⑦この他にも、寛解期前期の遷延化に影響を与えた要因はたくさんあったと思う。ただし、私は様々な要因の中でも特に、庇護的な存在であった父親の死亡後に家族との関わりが疎遠になったことが社会への窓が開かれていく寛解期後期への移行を足踏みさせた大きな要

因ではなかったのかと考えている。この患者の場合も寛解期前期に心細さや寂しさ、支えの乏しさを訴えているが、私が報告したように[2]、患者の病歴が長くなり高齢化するにつれて寛解期前期の患者の支えとなる重要な他者を家族の中に探していくことは難しくなる場合が多い。中井先生は別の観点から「私は慢性患者の最終入院の時点を死後調査する機会があったが、病状のいかんではなく、見舞う人の足が途絶えたこと（多くは父母の死）によるものであった[3]」と述べている。もちろん、M・ブロイラーの長期経過研究[4]が示しているように、家族の死亡後に寛解にいたる患者もいることを忘れてはならない。M・ブロイラーが報告した二症例は母親の死亡後に晩期寛解した。

三．まとめ

患者が高齢化するにつれて患者とその家族との関わりが疎遠になり、寛解期前期の患者の支えとなる重要な他者がいわば行方不明になることが多い。そのため、寛解期前期は遷延化する傾向があり、社会への窓が閉ざされていく場合は決して少なくない。患者の希望が萎えないように慎重に関わっていきたいと思う。

文献

一

（1）Bleuler,M.：The Schizophrenic Disorders. Translated by Clemens, S.M., Yale Unibversity Press, New Haven and London, 1978.

（2）松本雅彦「精神分裂病における「初老期軽快」の評価と検討」『精神神経学雑誌』九六、八六一－八六九、一九九四年

（3）宇野昌人「精神分裂病の長期経過に関する研究」『精神神経学雑誌』七三、一九三－二二〇、一九七一年

（4）殿村忠彦「分裂病の「単純再燃」と「第2次発病」について」『精神科治療学』一、五六七－五七六、一九八六年

（5）臺弘「分裂病再発の病理」『精神医学レビュー』一二、五－一二、一九九四年

（6）工藤潤一郎、森勇人、星野弘「中年期を迎えた分裂病者の「薄氷感」について」松本雅彦編『精神分裂病　臨床と病理一』一二七－一三八、人文書院、一九九八年

（7）工藤潤一郎「寛解期前期—経過が長期化した患者の場合—」『こころの臨床a・la・carte』二三、一六九－一七四、二〇〇四年

（8）五味渕隆志「精神分裂病と不安—分裂病患者の人生経路—」『精神医学レビュー』三九、五四－六二、二〇〇一年

（9）笠原嘉「一例報告のこと」『心と社会』一二二、五－七、二〇〇五年

（10）笠原嘉『精神病』岩波書店、一九九八年
（11）武野俊弥「選択的実感棚上げ現象について――精神分裂病者の感情生活における特異的一側面――」『精神神経学雑誌』八九、一九二－二〇三、一九八七年
（12）五味渕隆志「統合失調症と不安」『臨床精神病理』二六、一六三－一七一、二〇〇五年
（13）五味渕隆志「中年期・老年期を迎えた外来分裂病患者」第三回統合失調症臨床研究会、一九九九年
（14）Breier, A., Schreiber, J.L., Dyer, J. et al. :National institute of mental health longitude study of chronec schixophrenia. Arch. Gen. Psychiatry, 48, 239－246,1991.
（15）Harrison, G., Hopper, K., Craig, T. et al. :Recovery from psychotic illnesss : A 15-5and 25-year internationall follow-up study. Br. J. Psychiatry, 178 ;506－517 ,2001.

二

（1）工藤潤一郎「精神分裂病状態からの寛解過程」解説中安信夫編『精神科臨床のための必読100文献』一一九－一二〇、星和書店、二〇〇三年
（2）工藤潤一郎「分裂病寛解前期の「寂しさ」を取り上げることの治療学的意義」永田俊彦編『精神分裂病―臨床と病理2』一一五－一三三、人文書院、一九九九年
（3）中井久夫「分裂病にはどういう治療が必要か」『こころの科学』九〇、二一－八、日本評論社、二〇〇〇年
（4）Bleuler, M.:The Schizophrenic Disorders. Translated by Clemens, S.M.Yale University Press,

New Haven and London, 1978.

第二部　精神医療の今までとこれから

第五章　精神科病院の臨床

現在の精神医療と慢性期の統合失調症患者

本章は、二〇一二年に沖縄県那覇市で開かれた第一六回統合失調症臨床研究会で発表し、その後、「統合失調症のひろば」（二〇一三年創刊号、日本評論社）に掲載していただきました。当時の私は精神科病院に勤務していました。

はじめに

精神科医になって三〇年間くらい経った。研修としての二つの大学病院以外は、主に精神科病院に勤務した。国立療養所東尾張病院（愛知県名古屋市）に八年間、青木病院（東京都調布市）には合計すると約一三年間だった。私にはわりと昔ながらの精神科病院が合っていた。その中で私なりのやりがいを見つけながら、また、私の長所やできることを生かしながら勤務した。私にとって大切な臨床的課題の一つは、長期入院中の慢性期の入院患者さん（以下、患者と略す）、その中でも特に初老期・老年期を迎えられた患者がどのように過ごされていくのかということだった。今までの体験を振り返りながら、精神科病院とそこに長期にわたって入院している患者のことを少しずつでもまとめてみたいと思った。

一．精神科病院と入院患者の高齢化

精神医療の理想や理念を持てなくなった精神科病院が増えたように思う。また、入院患者が高齢化した。高齢の患者が都市部近郊の病院から辺鄙な地域にある病院に転院を勧められている場合も少なくない。

（一）精神科病院の理想の喪失と入院患者の高齢化

多くの精神科病院にかつてのような理想や理念がなくなった。たとえば、一九七〇年代には精神科病棟を開放化し、患者の自由を広げ、その回復をのびやかにしていこうという大きな理想があった。理想は必ず必要というわけではないし、また、今は理想を持つことが難しい時代でもあるが、理想のない病院は経営の維持だけに終わってしまう場合もあるのではないかと思う。このような環境下で働く職員が理想を見つけることも難しくなった。私の先輩で「病院に求めるところが多すぎた」と言ってクリニックを開業した精神科医もいた。

また、入院患者が高齢化した。平均年齢について一〇年くらい前に厚生労働省に問い合わせたことがあったが、その統計はなかった。六〇歳を超えたことは間違いないと思う。厚生労働省は平成一四（二〇〇二）年度の報告書で、一〇年間に七万人の退院・社会復帰の計画案をまとめたが、その七万人の中で六五歳以上の高齢者は二万三千人と推定されていた。それから一〇年間以上経ったので、高齢者の割合はかなり増えただろう。

①辺鄙な地域にある精神科病院と高齢患者の後方転院

A県の郡部に位置するB病院では、新入院はほとんどなく、都市部に近く急性期医療を標榜しているC病院、D病院などから転院してくる患者ばかりで、高齢の患者が多い。ちなみに、この病院の近くにはコンビニやスーパーなどはまったくなく、病院内に売店もない。患者は自販機のジュースを飲むことを楽しみにしているらしい。

C病院、D病院はA県では有名な精神科病院である。C病院は統合失調症の精神医療を看板にしている病院で、特に急性期医療に力を入れていると聞く。その病院の一角には古い慢性期病棟も残されていて、不要になったら取り壊す予定という。この慢性期病棟では補えなくなると、B病院などの辺鄙な地域にある病院に転院させているのだろうか。D病院もC病院と同じように救急医療、急性期医療を看板にしている病院として知られている。

このような状況を、精神医療における分業があたかも合理的に行われているものとして理解してしまってよいのだろうか。また、他科では後方病院への転院が当たり前のように行われているが、精神科も同じように考えてよいのだろうか。

「後方転院とは、診療報酬確保のため、ベッドの回転をよくするために、長期化した患者、処遇困難な患者を他病院に転院させることである。地域からの入院が多くは期待できない地区の病院にとって、後方転院は経営の安定のため必要な入院取入れ口ともいえる。転院をさせる病院と引き受ける病院の双方の利害が一致した共存の構造である。後方転院は病院の都合によるものである。全ての後方転院が悪であるとは言い切れないし、なかには処遇の改善や退院など、それが入院者にとって良い結果をもたらすこともあるのかもしれない。しかし、多くの後方転院は長期入院者をより過酷な状況に追いやるだろう。適応せざるをえず適応した病院を追われ、その多くは入院前に住んでいた地域から更に遠い病院へと移される。退院の機会も更に減り、地域からもアクセスがしにくくなる[1]」。

②辺鄙な地域にある精神科病院に勤務する精神科医からの手紙

「一言で言うと、後方病院がない病院です。都内の病院からの受け入れが多いです。患者さんが高齢化していて、何とかしようと必死ですが、入院してくる方はたいてい高齢者です。……高齢化しているのでガンの患者も多い。私の四〇名の患者さんの中に三人くらいガンの方がいます。（中略）結局、ガンが発見されたときは、高齢、しかも手遅れ、家族が手術を望まない、ということが多く、ナチュラル・コースになるという印象を持ちました」（E先生私信）。

③患者からの手紙

中井久夫先生（神戸大学）のもとには、「このまま病院に置いてもらえるだろうか」という手紙が患者から送られてくるという。「医療が経済変動から隔絶した楽園でないことは承知している。しかし、医師としての自恃を失うようなことはしないでほしい。長期入院によって治療費が下がるからといって、患者をたらい回しにするようなことである。長期入院が必要な人も存在する。そういう人はじっくり診るのがよい。未知の患者を含めて患者からの手紙が来るが、今の心配ごと一つは、このまま病院に置いてもらえるかどうかである。特にかつての精神医療が施設外で暮らせないようにしてしまった老いた患者を、患者がしんそこから望めば別だが、とうに労働年齢を過ぎ、身寄りもないのに、ただ放り出すようなことはないようにしてほしい(2)」。

中井先生は患者からの手紙に返信を出していて、私が勤務していた病院に入院していた男性は中井先生からの手紙をほんとうに大切にしていた。

④ 患者の高齢化と急性期医療

もう一〇年以上も前から「これからの時代の精神科病院は急性期ですね」というような声をよく聞くようになった。その大きな理由は診療報酬のことだろう。しかし、別の意味で大きな理由となっていると思われるのは、入院の多くの割合を占める患者の高齢化で、一九六〇年から七〇年代にかけての精神科病院の最盛期に入院した患者が、一〇年、二〇年後にはお亡くなりになってしまうためかもしれない。

二．精神科病院の中での人間関係の希薄化

精神科病院のリニューアルが進み、施設や設備はとてもきれいになった。また、作業療法、生活技能訓練、デイケア、訪問看護などの治療や援助の選択肢も増えた。しかし、その一方で、患者と職員の人間関係は希薄化したように感じる。また、それにともなって治療のマニュアル化が進んだと思う。

①F看護師からの手紙

「時代の流れで変わっていかなければならないこと、高齢化したこと、作業療法やデイケアができて良い意味で分業化したことなど、いろいろありますが、約三〇年前に就職したころは、患者さんとより近く、とても楽しかったです。基本的なことは変わっていないと思っていますが」（F看護師私信）。

私もF看護師と同じ病院に勤務していたことがあるが、同じような印象を持っている。

「昭和六二（一九八七）年当時の入院患者さんの総数は三四〇名くらいで、満床を超えていることも稀ではなかった。夜間の入院も少なくなく、また、病院長も往診をよくされ

ていて、病棟には急性期の患者さんもかなりいた。それでも、病院全体にのどかで穏やかな雰囲気があった。……夕方、職員がグラウンドで野球の練習を始めると、「がんばって！」などと窓から声をかけながら楽しんでいる患者さんたちがいた。夜七時ごろに飲み物の時間が始まると、看護室は患者さんたちでいっぱいになっていた。入院したばかりで緊張が強い若い男性がコーヒー牛乳を飲んでいる時に、「おいしい？」と看護師さんから優しく声をかけられて笑顔を見せたことに感銘を受けた。保護室で興奮している患者さんに対しても、おやつや飲み物のメニューをボール紙で作って注文を丁寧に尋ねている看護師さんもいた。落ち着かず、なかなか寝つけないでいる患者さんを枕元でそっと見守っている看護師さんもいた(5)」。

これはF看護師と私が勤務していた病院の昭和六二（一九八七）年ごろの様子だが、この約二〇年後に病院の新築工事があり、それにともなって患者と職員が一緒に野球を楽しんだグラウンドがなくなった。職員の互助会も活気を失ったように思う。

②池田友彦先生の指摘

池田友彦先生（らくだクリニック）の以下の指摘は、現在の精神医療が抱えた問題点を深く考えさせる。

復は思わしくないだろう。

④ 急性期病棟と慢性期病棟

急性期病棟と慢性期病棟は、その雰囲気がかなり違う。急性期病棟がかなりシステマティック、機械的に運営されている病院も多い。入院するとまずベッドに寝かされて向精神薬の静脈注射を受ける段取りとなっている病院もあると聞いた。その病棟は一見すると内科などの病棟とほとんど変わりがないらしい。一般的には、急性期病棟の患者の年齢は慢性期病棟に比べればはるかに若く、また、看護師の数も多くその年齢も若い。知識もある意味では豊かで、やりがいを持ってきびきびと働いているように見える。診察の回数も多い。患者への面会者も多い。

一方で、慢性期病棟では患者は高齢化し、看護師の数は相対的に少なくベテランの方が多い。七〇歳を超えて夜勤をこなしている方も少なくない。ベテランの看護師のフットワークは若い方に比べれば軽くない場合が多いだろうが、それぞれの看護師がその人生観を反映したような味わいのある看護を地道に行っているように感じられる。患者の気持ちの近くでひたむきに接している方がいる。愚痴一つ言わず黙々と働いている方からは責任感とともに深い情が感じられる。退院、社会復帰などの比較的わかりやすい目標はすぐにあるわけではなく、また、それに向けた援助をすぐに行えるわけではないので、卒業したばかりのような若い看護師が勤務すれば消耗してしまうかもしれない。一般的には診察の回数は少ない。両親はすでに亡くなられているか、面会にこられなくなった方も多いので、面会者は少ない。

急性期病棟と慢性期病棟のどちらの仕事が大変だろうか。単純に比較はできないが、急性期病棟を支えているのは慢性期病棟で、その大変さは急性期病棟を上回っている場合が多いのではないかと思う。

三．慢性期

長期にわたって入院している患者の気持ちや苦労が、職員によってねぎらわれているとは思えないような場合がある。一九七〇年代に治療は飛躍したといわれているが、今はむしろそれ以前に向けて逆行しているのではないかと思う時さえある。しかし、患者の回復可能性は懐が実に深く、病院の運営や治療や援助の仕方によって、慢性期においても回復度は私たちが考えている以上に変わり得るのではないかと思う。

①病識

病院によって、また担当医によって患者の引き継ぎサマリーがとても違う。病院によっては症状レベルの簡単な記載だけがあり、慢性期の患者では、「人格水準の低下」「無為、自閉」というような記載が常套句のように使われていることもある。病名は「統合失調症」、症状は「思考障害、……」と記載されている入院診療計画書をたくさん見た。患者本人がこの入院診療計画書を読んでどのように感じ、何を思うのか、それを書いた精神科医は想像したことがあるのだろうかと思った。

病名の告知も実にあっさりと行われている。ある大学附属病院の精神科医は「病名の告知を受けていない患者は診療しない」「病名の告知も受けていないのか！」と患者とその父親を叱った。この大学病院で他院からの紹介を受ける場合には病名の告知を受けていることが前提になっているという話を後でその病院の関係者から聞いた。

また、「病識がない」という記載が目立つ。一九八八年の『精神科治療学』で「病識をめぐって」という優れた特集があったが、注意深く読み直してみた。その中で中井久夫先生は次のように強調していた。「私が、与えられた問題のなかで「病識」を取り上げなかったことを不審に思われるかもしれない。しかし、「病識」という概念はあまりに幅がありすぎる。また、患者に――一般の人間でも同じであるが――求めるところが多すぎるのではなかろうか。回復したときの感覚は、何か暗いトンネルのようなところを通過して自由な見通しが開ける明るいところへ出た感じから、やるせなく疲れやすいけれども、とにかく嵐は去ったという感じまで幅がある。これは実感に属する第一義的なことであり、これに比べれば自分が病気であったことを承認するかどうかは第二義的である(4)」。

② 恐怖と心の萎縮

約四〇年前から長期入院中の六〇歳代の男性で、病棟ではおおむね淡々と生活しているように見える患者がいた。不安時頓服の抗不安薬を頻繁に希望するので、看護師から「また飲むの？　どうして飲むの？」と尋ねられることがあった。患者に尋ねると、「恐怖状態になるんです。恐怖がおそってくるんです」と答えた。私は面接でこの恐怖発作を取り上げ、向精神薬を少し調整したところ、約三カ月後には発作は以前よりは減った。

「患者が訴えないけれども、どうも病むことのつらさの土台になっている代表は『恐怖』である。……非常に回復したとみられる患者にも、ときどき発作的に（恐怖が）おそってくることがある。みたところ『感情鈍麻』して日向ぼっこばかりしている慢性患者のなかにも恐怖が居すわっていることがあり、こういう患者は萎縮《いじけ》、おびえ、おどおどしている感じを放っている(5)」。「もっとも、名称が楽観主義的に変わっても（筆者注：精神分裂病から統合失調症への名称変更)、『失調』の瞬間の恐怖──『それに比べれば神戸の地震など何でもない』ような恐怖──、そしてその後のやりきれない疲労、おりおりの発作的な恐怖の立ち戻り、さらに長年病む者に起こる心の萎縮《ちぢかみ》を決して軽視しないようにしたい(6)」。

　私が担当していた初老期の男性患者も「薄い氷の上を歩いているような毎日です」と語ったことがあった。

③面会
　慢性期病棟では面会者が少ない。六〇歳代の男性で、短期間の退院はあったが、昭和四〇年代からの長期入院中の患者がいた。私が担当医になってから数回目の診察で「姉の電話番号を教えて下さい」と本人が希望するため伝えたが、後になってその患者には電話番号を伝えないでほしいという姉から病院への依頼が数年前にあったことを知った。その数日後、過去のカルテに患者が別の姉に宛てた葉書が見つかった。宛先不明で姉宅には届かなかった葉書だった。「お姉さん元気ですか。僕は元気いっぱいに暮らしています。お姉さんが元気ならば、今年がだめなら来年でもいいですから返事ください」。その数週間後の診察で患者は、「薬は一生飲まないといけないですか?」、「いつごろ退院できますか?」と静かな口調で尋ねた。

女子閉鎖病棟に入院中の患者同士が、「面会に誰も来なくて寂しいね」と話していたことを看護課の朝の申し送りで聞いた。この二人の患者は三〇年来の友達らしい。
「私は、慢性患者の最終入院の時点を死後調査する機会があったが、病状のいかんではなく、見舞う人の足が途絶えたこと（多くは父母の死）によるものであった。このような患者には、その安全保障感を高め、アメニティをよくすることが最優先ではなかろうか。それ以上のことが起これぱボーナスである。しかし、心的外傷において安全が保障されないうちは外傷に触れるなという原則があるが、そうだとすれば分裂病にはなおさらではないだろうか。過去――ひょっとすると現在――の病棟で分裂病患者が安全保障感を持ちえていたかどうか。そのためには、患者の選択する療養の場所が最優先されるべきだと思う。……病棟に落ちついている老患者が追い立てられ、病院をたらいまわしにされることは私の胸をもっとも痛める事態である(7)」。

④ 気持ちを汲む姿勢

患者とその家族の気持ちを汲んだり、その苦労をねぎらう姿勢があまり見えてこない場合もある。

開放病棟に長期入院中の患者の作業療法処方箋に、「欠陥状態、陰性症状主体」、「無為、現実検討能力が低下」などと書く中堅の精神科医がいた。この病棟には情の厚いベテランの看護師が多く、また看護師長も患者が無理することが少なく、少しでも潤いがある生活を送れるように慎重に配慮する方だった。ところが、上記の処方箋を書いた医師は「この病棟のやり方は甘すぎる。管理もできていない！」などと病棟師長を叱ったらしい。この医師は勤務時間の大半を医局で過ごし、居眠りをするか携帯電話をいじっていた。管理されなければならないのはどちらだろうか。

六〇歳代後半の男性で通院中の男性患者がいた。引き継ぎサマリーは「古い統合失調症の患者。陽性症状は消退していますが、無為自閉の生活です」の一行だけだった。それまでのカルテからも単身生活などの苦労が汲まれてきた様子があまり感じられなかった。患者に尋ねると「そうですね。大変です。アパートのまわりの音もうるさいです」と答えた。このように患者の気持ちを汲まないような医師の姿勢は看護師やコメディカルの職員に対しても、その士気を下げるなどの影響を与えるのではないだろうか。

青木省三先生（慈圭病院）はその著書の中で次のような大切な指摘をしている。「すなわち、統合失調症の場合、患者さんの心理を理解しようとするものではなく、客観的に観察しようという方向に力点が傾いたのである。そうした中で、統合失調症の患者さんの気持ちや考えに周囲の人の目が向かなくなり、あたかも心が動いていないかのような誤解さえ起こったのである。わが国において、そのような『空気』が変わり始めたのは、一九七〇年代からではないかと思う（代表的な一書として、中井久夫の「精神科治療の覚書」がある）[8]」。

この指摘から見れば、精神科の「空気」は再び一九七〇年代以前の方向に逆行し始めているのではないかと思う時さえある。

⑤回復可能性

精神科病院はほんとうにさまざまだと思う。なかには少し冷たく、すさんだような感じがする病院もある。急性期病棟以外は長期入院で高齢の方々がたくさん入院しているが、この方々へのねぎらいや敬意が乏しいような病院も少なくないように思う。このような病棟には西丸四方先生の『精神医学入門』[9]に載っている一昔前の写真のように、感情が凍りついてしまったかのような表情の患者もいる。

こういう病院から私が勤務した病院を振り返ってみると、長期に入院している患者で高齢になった方にも、回復可能性がまだまだ残されているのではないかと思った。患者が寛いでいて、その表情も生き生きとしていて、話題が豊かなのである。病院でさまざまなことはあったが、患者が大切にされてきたということではないだろうか。ある看護大学の実習に付き添ってきた教員は「この病院の患者さんは人に飢えていない」と言った。

スイスで社会復帰活動にも取り組んでいた精神科医、L・チオンピがその有名な長期経過研究の中で、no return point と書いたが、回復可能性が途絶える時期というような意味だろうか。私もこのような時期があると思った時があったが、患者の生活史、治療の歴史、その中での思いや苦労を考えれば、こちらで感じたり考えたりするほど単純なことではなく、患者の心の世界はまだまだとても広いと思った。

回復可能性を考える前提として、先に述べたような精神科病院の中での人間関係にもっと注意を向けたい。「以前の病院の方が患者さんとより近く、とても楽しかったです」というF看護師からの手紙や池田友彦先生の指摘は強調されてよいことであると思う。

四．精神科病院で働く医師として私が心がけたこと

慢性期病棟に入院中の患者が少しでも寛いで安心して過ごせるようになるためには、また、退院の希望を援助していけるようになるためには、病院の職員が協力し合って、それぞれの立場でやれる範囲内の援助の工夫を地道に実践していくことが大切であると思う。

私が医師として心がけたことをまとめてみた。

①看護課の朝の申し送りにできるだけ参加する。看護記録にはなかなか表れないことを知ることができる。率直な意見も聞ける。また、病棟から連絡があった時にはなるべく速やかに行く。私の知人の精神科医は病棟にほぼ一日中すわっていたら看護師からとても感謝されたという話だが、病棟にいれば臨時処方箋書きなどの医師としての仕事が必ずある。医師であれば誰にでもできる簡単な仕事をこなしていくことは医師としてのアイデンティティを築くことにも役立つ。まず、誰にでも簡単にできることを大切にしたい。

②病棟の中を患者に挨拶しながら、できるだけたくさん歩いてみる。挨拶をしながら患者の名前を覚えていくなどの目先の目標をつくってみる。「慢性統合失調症の看護は、彼らを無視しないことから始まる。彼らがいないかのように廊下を急ぐ医療者は、患者からはさぞ『自閉的』に見えるだろう。軽くあいさつしながら廊下をゆっくり往復しているだけで病棟全体の雰囲気は変わる。これは『病棟を耕す』といって、荒れた病棟に着任したときにまず薦められる方法である」(10)。

患者は一日をどのように過ごしているのか。星野弘先生が精神科医になったばかりの私にまず初めに教えてくれたことは、朝、日中、夕方そして夜と患者を丁寧に観察してみることだった。

③「便秘と体重減少は緊張の表現であって、便秘がつづいていたり、体重増加がみられな

いうちは回復の土台が不安定である。この二つはもっと注目されてよい。なお、意識を清明に保つうえで足の裏のセンサーの重要性が一部で注目されている。足の裏の清潔さを保ち、角化を解消すること（機械的あるいは尿素軟膏も使って）も大切である[10]」。

ある時、廊下で出会った患者が急に立ち止まり、片足のサンダルを素早く脱いで足の裏を私に見せて「水虫ですか？」と尋ねた。まだ名前も知らない患者だった。この中年期の男性の足の裏は両方とも角化症がひどかった。患者の観察力は鋭いので、その精神科医が足の裏に関心を持っているのかどうかがわかるのかもしれない。

体重を測ったり、それを診察の話題にすることの意義は星野弘先生の『分裂病を耕す[2]』所収の「慢性分裂病の治療とたかが体重などのこと」、また、足の裏や白癬を丁寧に治療することの意義についても星野弘先生の「分裂病の回復をめぐって[9]」などに詳しい。慢性期の患者の足との交流は心との交流と同じくらい重要であると思う。

便秘と脳の関係は精神薬理学的にも長嶺敬彦先生（吉南病院）によって重視されている[11]。

④「心の生ぶ毛」が擦り切れないような配慮を心がけたい。「『心の生ぶ毛』を喪失すること自体は何も分裂病と関係があるわけでなく、そういう人は世に立ち交っている人の中にも決して少なくないけれども、『高い感覚性』をかけがえのないとりえとする分裂病圏の

人にとって、この喪失の痛手はとくに大きい[12]」。

⑤私たちの「心の生ぶ毛」も擦り切れないように、看護師やコメディカルの職員が極めて繊細に、また、共存在な観点から書かれた活動報告から多くを学びたい。たとえば、青木病院の臨床心理士の風間芳枝先生と清水利子看護師長は第一〇回統合失調症臨床研究会で「青木病院のティータイム―病棟環境をサポートするひとつの試み[13]―」という発表を行って、中井久夫先生から「モラル・トリートメント（人間らしい治療）」という高い評価を受けた。

⑥患者と相談しながら、可能であれば向精神薬を慎重に減らしていきたい。幻聴や妄想を標的にした薬物療法が当たり前に行われている現状がある。製薬会社が「幻覚・妄想に……」と宣伝をするのはまだ理解できるが、実際そのとおりに幻覚や妄想が消えるまで投薬を重ねたのではないのかと思われるほどの多剤大量療法がある。現実には、それで幻覚や妄想が消退するわけではなく、前面に現れているのは患者の姿勢が極度に傾いたり転倒したりするなどの日常生活に大きな支障をきたすような副作用であることが多い。

七〇歳代のある患者は「神との対話」を標的に数種類の抗精神病薬が多量に処方され、左にかなり傾き前のめりの姿勢で生活していた。本人に尋ねると、「声は聞こえますが、薬でこれ以上とらないで下さい」と答えた。説明しながら少しずつ減量した。

⑦患者と一緒に散歩したり、内科などの他の病院を受診する時には同伴する機会を持ちたい。「統合失調症の治療の本質的なことは診察室の外で起こる」（横田泉先生私信）と感じられるときがある。診察室の外では話題が普段とまったく違ったり、それまで知らなかった患者の別の側面が見えることがある。グラウンドや中庭が小さくなり、病棟から気軽に一緒に外出する機会が減った。環境が整わない病院ではレクリエーションで外出する機会をもっと増やせればと思う。入院治療におけるレクリエーションの大切さを考え直してみたい。貴重な古典としてＷ・シュルテの『病院精神医学の臨床』(14)がある。同伴外出の大切さについてはソーシャルワーカーの安永紀代子氏が「街の買い物につきあって」(15)で述べている。

⑧病棟内でも気軽にできる将棋やマージャン、オセロなどを患者と職員が一緒に楽しめるようなゆとりを持てるようになれればと思う。私の先輩の医師は「昔より看護師が増えているのに病棟でゆったりオセロや麻雀をやっている人が少なくなった。つまらない会議などが多いせいだろうか。のびやかさがないね」と語った。

⑨慢性期の患者の回復のためには、職員が協力し合って、あたたかい雰囲気を病院や施設、また、その外につくっていくことが最も大切なことではないかと思う。若い世代の看護師やソーシャルワーカーたちが患者のそばで行っている地道な実践に期待したい。

「私が生まれる前から長期の患者さんたちはずっと入院されてきました。その時代から多くの熱心な医師や看護師さんとの関わりがあり、また、その時代背景や社会、治療環境などの困難さがあったことをよく理解した上で、患者さんの思いに寄り添っていかなくてはいけないと強く思います。そういった方々にもそのまま病院で高齢となり亡くなるのではなく、『患者』ではないその人らしい自由な生活をもう一度一緒に考えつくっていくことが私たちの責務だと考えています。今、G病院のコメディカルが中心になり馴染みの不動産屋の協力を得て、Hさんが退院したような夜間支援のできるグループホームをつくりたいと準備を進めているところです。精神科病院が時代とともに一般科の病院のような治療のみに重きをおいた病院に変わっていく中で、G病院にもともとあったような家庭的な雰囲気、生活臨床をグループホームでできたらと思っています」（Iソーシャルワーカー私信）。

文献

（1）東京都地域精神医療業務研究会編『東京精神病院事情二〇〇三→二〇〇八』東京都地域精神医療業務研究会、二〇一一年

（2）中井久夫「精神病院に望むこと」『こころの科学』七九号、九八－九九頁、一九九八年

（3）池田友彦「こころの内にふるさとを育むこと」『こころの科学』一五五号、九〇－九一頁、二〇一一年

（4）中井久夫「医療における合意と強制」『精神科治療学』第三巻一号、一七－二三頁、一九八八年

（5）工藤潤一郎「昭和六二年ごろの青木病院」『青山会半世紀の歩み』医療法人社団青山会青木病院、出版準備中

（5）中井久夫、山口直彦『看護のための精神医学 第二版』医学書院、二〇〇四年

（6）中井久夫「「統合失調症」についての個人的コメント」（中井久夫著）『徴候・記憶、外傷』みすず書房、二〇〇四年

（7）中井久夫「分裂病にはどういう治療が必要か」『こころの科学』九〇号、二－八頁、二〇〇〇年

（8）青木省三『時代が締め出すこころ』岩波書店、二〇一一年

（9）星野弘「分裂病の回復をめぐって」星野弘、滝川一廣、五味渕隆志、中里均、伊集院清一、鈴木瑞実、鈴木茂『治療のテルモピュライ』一－三六頁、星和書店、一九九八年

(9)西丸四方『精神医学入門 第二四版』南山堂、一九九六年
(10)星野弘『分裂病を耕す』星和書店、一九九六年
(11)長嶺敬彦『抗精神病薬の「身体副作用」がわかる』医学書院、二〇〇六年
(12)中井久夫「分裂病の慢性化問題と慢性分裂病状態からの離脱可能性」笠原嘉編『分裂病の精神病理』第五巻、三三一－六六頁、東京大学出版会、一九七六年
(13)風間芳枝、清水利子「男子閉鎖病棟における引越しの体験とその援助～新しい環境への安全な橋渡しを目指して試みたこと～」『季刊東京精神科病院協会誌』別冊No二一、二〇〇六年
(14)ワルター・シュルテ(塩崎正勝訳)『病院精神医学の臨床』文光堂、一九六八年
(15)安永紀代子「街の買い物につきあって」武井麻子、鈴木純一編『レトリートとしての精神病院』一一五－一二二頁、ゆみる出版、一九九八年

第六章　長期入院の患者とその臨床

長期入院の患者さんの今までとこれから　――私の体験から――

はじめに

本章は、二〇一三年から二〇一四年にかけて鹿児島市にあるラグーナ出版が刊行している「シナプスの笑い」に掲載させていただいたものです。同社の川畑善博社長と森越まや先生は「精神科病院の未来の形」という企画をつくるので書いてみないかと誘ってくださいました。

私は一九八七年に精神科医になりました。今から三〇年くらい前のことです。主に東京都と愛知県にある精神科病院に勤務してきました。この間に私が精神科臨床のテーマとしてきたことの一つは入院が長期化した患者さん（以下、患者と略す）のことだったので、この機会を生かして今までの私の体験を振り返ってみたいと思いました。そして、これからはどのようにしていけば長期にわたって入院している患者が少しでも寛いで過ごしていけるのか、また、今の生活のペースをむやみに上げることなく退院していけるのかを考えてみたいと思いました。

一．精神科病院の変化

精神科病院に入院中の患者でご高齢の方が増えました。長期にわたって入院している方々です。私が勤務していた東京都の青木病院でも平均年齢が六〇歳を超えていました。私が医師になったころから交流のある患者は二〇一三年の時点で六〇歳代後半になられた方がほとんどでした。ご病状はこの間に少しずつ落ちついた方も多く、ご病状的には退院する機会もありましたが、その機会を生かせなかった方も少なからずいました。その多くは、様々な事情から自宅に退院することが難しかった方でした。

一九八七年当時は退院のハードルがとても高い時代でした。グループホームなどの退院先が今のようにはなく、アパートを借りるとしても不動産屋との交渉も難しかったと記憶しています。また、退院を援助するソーシャルワーカー、作業療法士などの数も極端に少なかった時代です。この当時の青木病院ではソーシャルワーカーは一名、作業療法士はいませんでした。

それから三〇年以上経った今では、この病院にもソーシャルワーカーも作業療法士も一〇名近くいます。私たちよりも若い世代の彼らは士気が高く、考え方も新しく柔軟で、一人でも多く退院できるようにアイデアを出し合っています。退院後の患者の援助をするデイケア、作業所、訪問看護などもかなり充実しました。病院を退職し、地域に訪問看護ステーションをつくった友人もいました。

病院の中には退院サポート委員会ができました。一人暮らしの経験が少なかったり、また、一人暮らしで不安な体験をしたために退院に踏み切れずにいる方がかなりいたためです。

このような不安を少しでも和らげるために、退院前にアパートでの一人暮らしを数日でも体験してみたらよいのではないかという意見が多く集まるようになりました。病院もこの提案を理解し、近隣にあるアパートの一室を借りました。退院準備のためのモデルルームのようなものでした。ベッドや布団、調理道具などの生活にとりあえず必要なものは職員の寄付ですぐに集まりました。まず、看護師長が泊まりに行き、どのようなことが困るのかを体験してきたのですが、「夜になると周囲の小さな音がけっこう気になりますね」と報告してくれました。このような小さな工夫の積み重ねをとおして、一人で生活することが苦手な方でも退院する方が少しずつ増えていきました。

希望すれば退院ができるような時代にようやくなってきたと言えるのではないでしょうか。精神科病院は一九六〇年代ごろに建てられたところが多いので、ここまで歩むのに半世紀かかったわけです。

二. 長期入院と面会

その一方で、病院に長期にわたって入院している患者は今でもたくさんいます。その中にはやむを得ず病院で過ごすことを自分で選んだ方もいます。

私はこの方々に面会にきてくれる家族や友人がいればといつも思っていました。入院生活のささやかな楽しみの中で患者さんが最も大切にしていることの一つは面会ではないでしょうか。ところが、両親は亡くなり、兄弟はいても面会がまったくない方も多くなりました。

「家族の居場所を探してほしい」という依頼も数名の方から受けました。初老期のある男性は病院から無断で外出して実家に戻ったところ、兄家族はいたが両親はすでに亡くなっていたことをその時に初めて知りました。

また、やはり初老期のある男性から、「兄弟に電話をかけてもいつも繋がらない。電話番号を教えてほしい」と私に相談がありました。その電話番号は私たちが知らない間に実際に変わっていました。そのため、信用できる司法書士に依頼して戸籍にあたり、兄弟の住所を探したこともありました。その男性には九人の兄弟がいましたが、すでに六人はお亡くなりになっていました。残る三人の兄弟に手紙を出したのですが、返事はありませんでした。

このことが家族だけの責任ではないことは言うまでもありません。私たちが、特に長期入院の方々の家族や親族と関わっていけるような工夫をもっとしていくべきだったと思います。病院では家族面接の時間をつくり、家族が希望すれば担当医に面接できることを保証していたのですが、入院が長くなるにつれて家族面接にいらっしゃる方は少なくなりました。

私はいつもこの方々に何をすることができるのか、どのようにしてあげればよいのかを考えていました。兄弟がすでに亡くなっていた方からは「扇子がほしい」と頼まれたことがありました。さっそく購入して手渡しましたが、お亡くなりになるまでその扇子を大切に使ってくださっていました。

ベテランの看護師長に患者の身寄りのなさや寂しさについて相談したこともありました。その看護師長はしばらく考えた後に「マージャンでもできるといいですね」と提案してくださいました。「たとえば、ご自宅でのお食事にお招きしたらいかがでしょうか？」と助言してくださった心理学科の高名な教授もいました。

そのころに、心理室と看護課が中心になって、接遇と環境委員会も立ち上がりました。その提案で、病棟の面会室に職員が撮影した風景の写真を飾ることになりました。「この写真を見るだけでも気持ちが穏やかになります」と言ってくださった老年期の患者もいました。

三．精神医療の良くなっているところとあまり良くなっていないところ

私が精神科医になった一九八七年は精神保健法ができた年でした。この法律によって入院患者の待遇は少なからず改善されました。精神科病院で患者を人として接遇していない問題がマスコミで大きく報道されたことが法改正のきっかけでした。一九八四年に明るみ

に出た宇都宮病院の問題はその中でも最も社会に知られています。国会でも取り上げられたほどでした。その病院では患者の通信・面会の自由がなく、病院内の窮状を家族や友人に訴えることもほとんどできませんでした。

私が勤務していた青木病院は民主的に運営されてきた精神科病院でしたが、それでも病棟内に公衆電話が設置されたのは一九八五年のことでした。一九七〇年代ごろから多くの病院で電話の設置をめぐって職員内でずいぶん議論があったと聞いています。その後、ようやく電話の設置が法律で義務づけられました。もちろん、電話の設置以外にも患者の権利や自由をめぐるたくさんの課題がありました。

一九七〇年代は精神医療の一つの転換期でした。病院によっては患者の自由を広げていくような新しい取り組みが始まりました。おやつを職員が代理で購入するのではなく、売店で本人が現金を払って購入するようになりました。また、個人ロッカーを設置して本人が私物を管理するようになりました。その他にも外出の機会を少しずつ増やしていくなどの様々な取り組みが始まりました。たとえば、愛知県の守山荘病院でのこの時代の地道な取り組みは、小林宏先生によって『第三病棟―長期在院患者の男子閉鎖病棟に於ける活動記録―』(1)として後にまとめられましたが、今読んでも精神科病院の今までとこれからを考える上での原点となる貴重な記録であると思います。

若い世代の精神科医の中には三〇年、四〇年前の病院でこのような取り組みがあったことを知らない人の方がむしろ多いのかもしれません。中井久夫先生は「その時代を知る精神科医がほぼ引退した時に、似た事態が起こっているのは、航空機事故多発の時代を知るパイロットが引退した時期に再び事故が多発するのと同じかも知れない[2]」と述べていますが、この指摘から二〇年間経った今の精神医療はどのようであるのでしょうか。外出の制限や隔離などの患者の行動を制限することを極力減らすためにできた法律は、患者を守るためにきちんと運用されているのでしょうか。たとえば、任意入院の患者は比較的自由に外出することができているのでしょうか。私が住む県にも現代的できれいにリニューアルされた病院が増えましたが、その周辺で散歩をしている患者を見かけたことがほとんどない病院もあります。

精神医療の法律に限ったことではありませんが、どのような時代になぜその法律ができたのか、その原点は何であったのかを勉強し、考え直してみたいと思います。たとえば、『立法百年史[3]』という故・広田伊蘇夫先生の大著があります。

四．患者との交流

新聞でもたびたび取り上げられるようになりましたが、患者の医療不信は増えています。これは精神医療に限ったことではありません。医療不信の多くは患者やその家族と医療スタッフとのコミュニケーション不足に起因するといわれています。医療スタッフが患者とその家族の話をきちんと聞く姿勢が少なくなりました。特に医師において顕著であるのかもしれません。

医療機器が進歩し、検査で様々なことがわかるようになったことは良いことですが、検査や問診で診断をして病名を伝え、薬を処方するというような実にあっさりとした医療が行われています。内科などの診療科だけでなく精神科においても、ある程度の時間をかけた話し合いがなくなったと指摘する人もいます。

「大学病院の精神科に通っていましたが、先生にいろいろと話すといつも薬を増やされるのでこちらで診てもらえませんか？」と転院の動機を語った老年期の男性がいました。この方はある地方都市の出身で、高校を卒業後に上京しました。就職して数年後に発症し精神科病院に入院しました。退院後は通院しながら再び仕事をしましたが「ほんとうに大変だった」と言います。仕事で疲れて不眠も重なり再発したこともありました。中年期にキリスト教に入信し教会に通うようになり、その縁で六〇歳代に結婚しました。本人の長年の夢がようやくかないました。向精神薬が多く、その副作用で手足の震えがありながらも妻の看病もしていました。深いところでの人間のやさしさを感じる人でした。

私は一時期、総合病院の精神科に勤務していたことがありました。その外来には適応障害などの比較的軽症の方が多かったのですが、そこで改めて痛切に、精神の病いは深くなればなるほど、虚飾のない人間の姿、生き方をその人から感じました。沖縄県にあるオリブ山病院の横田泉先生は「重い苦悩と格闘している人とかかわりを続けると必ず、自分がどう生きるのかということを問われる」と述べています。彼の著書、『統合失調症の回復とはどういうことか』(4)は統合失調症臨床の最も優れた成果の一つであると思います。

最近は患者の生活史を真剣に聞かなくなった精神科医がいます。感染症が猛威をふるわなくなって、以前は医学の王道であった病いの経過学が衰退したからではないかと指摘した精神科の大家がいました。現在の症状に重点が置かれて、長い経過が軽視されるようになったわけです。

少なくとも精神科の診療においては、患者がどのように生きてきたのか、苦境の中でどのような努力をしてきたのか、今はどのような境遇にあってどのような苦労をしているのか、また、その中でも小さな楽しみを持っているのかなどを想像しながら接していく姿勢が最も大切なことの一つであると思います。東瀬戸サダエさんの『風の歌を聴きながら』[5]には患者の多大な苦労とささやかな楽しみ、希望がきめ細やかに描かれています。

信用関係と情緒的な交流がなくても回復する病いもあるのでしょうが、それは極めて軽症で、もともと病院を受診する必要がなかった病いもその一部にはあるのかもしれません。病いが深くなればなるほど、薬以上に患者とその家族、医療スタッフとの信用できる関係が大切になると思います。戦前にアメリカで活躍した精神科医のサリヴァンはこのことを「統合失調症は人間的な病いである」と表現しました。

多くの精神科病院はかなりきれいになりました。外観は総合病院とそれほど変わらなくなった病院もあります。病室も四人部屋が主流になり、カーテンで仕切りもできてプライバシーが以前よりも守られるようになりました。また、食堂やトイレも清潔になり、廊下も広くなりました。以前は畳部屋で八人かそれ以上の病室もありました。冷房が食堂にしかなく、病棟の中にいて熱中症になる方もいました。

その一方で、病院が新しくなるにつれて人間関係がドライになりました。時代の変化で少しずつ人間関係が変わったのか、比較的急速に変わったのかはわかりません。都市部だけの現象でもないようです。患者と職員、職員同士の関係が全般に希薄で淡白になりました。入院すると患者とその家族に形式的に診療計画書を渡し、始めから向精神薬の点滴静注が行われるのが通常の入院治療になった精神科病院もあります。これに対して、多くの時間をかけて信用関係をつくりながら服薬の合意を得ていくような病院は少なくなりました。

もっとも、地域差はあると思われます。「病院内に他人を思いやるような人間関係が自然に残っている地域もある」と地方に住む友人の医師が教えてくれました。このような地域と病院をモデルにして、精神科病院の文化を考え直していくことはできないでしょうか。

五．あたたかさと、できる範囲内での工夫

私は精神科病院に長く勤務してきましたが、病院の中には患者の回復のために地道な努力を続けている職員がたくさんいます。入院中の患者が少しでも安心して過ごせるように、また、生活のペースをむやみに上げることなく退院していけるように、ひたむきに援助を続けています。一つ一つは地味で小さな援助ですが、このような小さな援助が患者の回復

を支えているのではないかと思います。病院のどちらかというと管理的で容易には動かしがたい体制の中で、管理者らに対しても細やかな配慮をしながら彼らは働いています。私は精神医療の本来あるべき姿について、医師からよりもむしろ看護師、ソーシャルワーカー、臨床心理士、作業療法士、また看護助手、営繕の職員など、病院をいわば土台から支えている職員からとても多くのことを学びました。

先にも述べたように精神医療には良くなっているところとあまり良くなっていないところがあります。その中心にあった精神科病院にも良くなっているところとあまり良くなっていないところがあると思います。

精神科病院の中には管理的で、治療的な配慮がやや欠けていると思われるような病院が今でもあります。たとえば、「入院時の診察で「入院後に活動性が低下する場合がある」「薬の副作用が強くあらわれる場合がある」などの内容の説明文書を、極めて形式的に患者と家族に渡し、同意を得ている病院があります。精神医療でも医療訴訟が起こる時代ですから、このような説明文書を用意する病院は増えているのかもしれません。しかし、不安感が高じて受診した患者と家族はこのような説明文書を読み、どのように感じ、何を思うでしょうか。入院のはじめから不安感や恐怖感がよりいっそう高まっていく場合も多いのではないのかと思います。

患者は自己の存在を脅かされ、対人関係にも疲れ果て、自宅での休養が困難となってやむなく入院するわけですから、活動性をいったんは下げて十分に休んで過ごさなければ休養にはなりません。また、回復期の初期には薬の副作用が一過性に強くあらわれる場合もありますが、それがむしろ回復の目印であることは半世紀前から臨界期症状として知られていることです。回復には活動性がいったんは下がるような段階が必要であることなどを、医師がその患者個人が置かれている状況に合わせて丁寧に説明することが、入院時に欠かすことのできない治療的行為の一つであると思います。治療が始まる時期に心に傷が刻印されやすいことは、当事者でもある中山芳樹さんが『統合失調症から教わった一四のこと』(6)の中で、「ちょうど薄い氷が張りつめたような、ちょっとでも押すとこわれる」と表現しています。

不安感や恐怖感が高いまま入院を続けていくと、回復が滞って希望が萎えていくと多くの患者がその手記などをとおして語っています。患者同士や職員との会話がほとんどない、凍りついたような雰囲気の病院を見学したことがありましたが、にぎやかであるはずの急性期病棟にも異様な静けさが漂っていました。

私が医師になった当時からこのように硬い雰囲気の病院はありました。看護ステーションの前で患者が訴え続けていると、職員からその手を引っ張られるようなこともありました。しかし、この時代の自由度が少ない環境においても、主に若い世代の看護師が中心になって様々な工夫を始めていました。興奮して保護室に入室している患者に、飲み物やおやつの注文リストをボール紙で作って丁寧に注文を尋ねている若い看護師がいました。眠れずに廊下を歩き続けている患者の枕元に正座して寝つくまで見守っている看護師もいました。病室が畳部屋だった時代です。このような看護が病院の体制や雰囲気を大きく変えたわけではありませんでしたが、患者は小さな安心と希望をつなぐことができていたと思います。患者と看護師の関わりをそばで見ながら、サリヴァンが述べたとおりに、精神科の病いは人間関係をとおして回復すると私も思いました。

認知症を患った老年期の女性が家庭の事情で入院したことがありました。その女性が病棟に入ると急に落ち着かなくなり混乱した様子でさまざまな不安を訴え始めたのですが、その時にベテランの看護師長がとっさにその女性を抱きしめました。「大丈夫よ。みんなあなたのことが好きなのよ。大丈夫よ」と穏やかに声をかけながらその女性を抱きしめていました。しばらくして、その女性は落ち着きを取り戻しました。この看護師長は日曜日の午後に病棟のデイルームでお好み焼きなどを患者と一緒に作る会を開き、病棟の決められた日課とは違った家庭的な雰囲気づくりをしていました。その時間のデイルームは患者や職員の笑顔や笑い声であふれていました。

精神医療に、特に統合失調症の臨床に必要なことは、患者に関わる方々のあたたかさとあたたかい雰囲気づくりであると思います。そして、それぞれが無理なくできる範囲内で援助の工夫を積み重ねていくことであると思います。

私の知人の臨床心理士は、通院中の患者には元旦に年賀状が届くような配慮をしていました。「年賀状は元旦にもらった方がうれしいでしょう」とその理由を教えてくださいました。中井久夫先生もご講演で「年賀状は一〇〇通も二〇〇通ももらう人のためにあるものではない」とおっしゃっていました。

ある病院では、午後にコーヒータイムを開くことがありますが、その時にはテーブルクロスをきれいに敷いてコーヒーを丁寧に提供していました。ここに参加したある患者は、「明るい気持ちになった」と語りました。

また、ラグーナ出版に勤務するエピンビさん（仮名）は、私も参加させていただいた座談会で次のようなエピソードを話してくださいました。「私は急性期の真っただ中で、精神科病院について知識もなく、一生出れないとそればかり考えていました。なんとか出たいという思いで、病室のベッドの下にマンホールがあるのを見つけて中に逃げたんです。

（中略）さっきのマンホール事件の後、看護師が私が外に出たいという気持ちを理解して、入り口から少しだけ出してくれました。もちろん付き添いですぐ帰ってくるんだけど、そのことはよく覚えています。やれるだけのことはやってくれたのだという思いがあります」[7]。

中井久夫先生は、「何科の患者でも、患者というものは、一生懸命考えて考えて考えていると私は思います」と述べています[8]。患者は小さな援助を支えにして、自尊心を立て直しながら、そして、小さな希望を探しながらゆっくりと回復していくのではないでしょうか。

文献

（1）小林宏『第三病棟―長期在院患者の男子閉鎖病棟に於ける活動記録―』名古屋大学消費生活協同組合印刷部、一九八九年
（2）中井久夫「分裂病にはどういう治療が必要か」『こころの科学』九〇号、二―八頁、二〇〇〇年
（3）広田伊蘇夫『立法百年史』批評社、二〇〇四年
（4）横田泉『統合失調症の回復とはどういうことか』日本評論社、二〇一二年
（5）東瀬戸サダエ『風の歌を聴きながら』ラグーナ出版、二〇〇九年

（6）中山芳樹『統合失調症から教わった一四のこと』ラグーナ出版、二〇一四年
（7）「座談会　精神科医と未来を語ろう」『シナプスの笑い』三六号、二一－三五頁、二〇一八年
（8）中井久夫「認知症に手探りで接近する」中井久夫『臨床瑣談　続』七－二六頁、みすず書房、二〇〇九年

第七章　クリニックで精神科医療を考える

一．クリニックの開院

私は二〇一四年に神奈川県藤沢市で精神科の小さなクリニックを始めました。私は新しい環境に慣れるのに時間がかかりますが、それでもクリニックでの臨床にも少しずつ慣れて、仕事のやりがいを感じながら毎日何とかやっています。精神科医としての私のキャリアの大半は精神科病院であったため、病院でやり残した仕事、やってみたかった仕事はたくさんあり今でも心残りはありますが、これからはクリニックを受診してみてよかったと思ってもらえるような臨床を続けていきたいと思います。

開業の動機は、前職場の総合病院で心身ともに疲れたことが大きかったと思います。総合病院では精神科医に求められる仕事が多種多様であったため、判で押したような仕事を続けることが得意であった私には合っていませんでした。私は精神科医としてのアイデンティティを医師であれば誰にでもできる臨時処方箋書きなどで身につけたくらいですから、向いていなかったと思います。

総合病院からの退職は決めることができましたが、次にどこで働くのかについては随分迷いました。精神科病院に戻ることも考え見学した病院もありました。私にはほんとうは精神科病院が合っていたのかもしれません。しかし、見学した限りの病院では、ここでもう一度やり直そう、頑張ってみようとは思えませんでした。病院の建物はどこもきれいになってきましたが、調子が悪くなったら入院してもよいと思えるような病院は不思議なことにむしろ減ってきたように思います。

ある病院では、入院したばかりで落ち着かない患者にはまず向精神薬を点滴静注して、数日間経っても鎮静が不十分であれば電気けいれん療法を行う場合が多いと聞いて、暗澹たる気持ちになりました。その病院の急性期病棟には異様な静けさが漂っているように感じました。ホールで過ごしている患者に生気が乏しく、凍りついたような表情の方もいました。患者同士や看護師との会話も少なく、ホールは静か過ぎるほどでした。興奮や幻覚妄想はいったんは消褪したのかもしれませんが、回復にはほど遠いと思いました。その他の病棟には入院が長期化した方々もたくさんいるのに、院内に売店がありませんでした。

徒歩数分でコンビニエンスストアがあると聞きましたが、はたしてどのくらいの割合の患者が院外への外出を許可されているのかはわかりませんでした。だいぶ前に精神科病院からの患者の離院を手助けした看護師がいたという話を聞いたことがありましたが、もしかすると同じような状況下にあったのかもしれません。私にはこの病院が特殊な一例であるとは思えません。似たような病院をいくつも見てきました。現在の精神科病院とその医療が抱えた暗い一側面を象徴しているように思います。

自戒をこめてですが、私たちは患者の病いと治療の歴史をもっと知り、その苦労を今まで以上に想像しながら関わっていくべきではないでしょうか。

このような事情から思い切ってクリニックを開業することにしました。精神科のクリニックには比較的軽症の患者が通院しているようなイメージがありましたが、実際には少し違っていました。医師と事務職だけのクリニックでは十分な対応が難しいのではないかと思われるような方が受診することもありますが、このことは私の仕事のやりがいの一つになっています。

開院してしばらく経った頃に、通院はしていたものの自宅に引きこもりがちな青年期の男性が受診しました。「話を聞いてもらったら」と助言した方がいたそうです。主訴は「引きこもりを変えたい」でした。家庭の環境で幼少期から苦労を重ねてきた方でした。緊張が高く社会からの萎縮は強いようでしたが、数回の診察で様々なことを相談してくれるようになりました。精神科では、患者と対話することが薬を処方することと同じくらいには大切で、病いが重くなればなるほどさらに重要になってくると思います。

同じころに、市役所の職員に連れられて一人暮らしの老年期の男性が受診しました。待合室で待っていることも難しいほどに落ち着かず混乱していましたが、診察室で話を聞き始めるとわりと落ち着き、気がつくと冬であるのにサンダル履きでした。転倒が多く顔面にも擦過傷が目立ったので靴を履いた方がよいのではと伝えると、「足が痛くて靴がはけない」とのことでした。靴下を脱いでもらうと、両足ともに特に母趾の爪が厚く肥厚していました。爪切りでは切れないほどの厚さでした。数週間前まで精神科病院に入院していたそうですが、職員はこの爪に気がつかなかったのかもしれません。一般に人は、頭や心には注意や関心がとても向きやすく、頭からいちばん遠くにある足には向きにくいと思います。私も最近気がついたのですが、私自身の足趾間にひどい白癬がありました。

この男性はアパートの大家からも苦情がくるほどの混乱ぶりであったので連れてこられたのですが、食事がほとんど食べられず痩せも目立っていました。そのため、入院が必要であることを伝え、ケアマネージャーに付き添ってもらって無事入院になりました。病名はわかりませんでしたが、厚く肥厚した爪を診ただけでも長い病歴と治療歴の複雑さ、回復の滞りが心配される方でした。

私は手先が不器用で、採血するのにも友人の看護師に手伝いに来てもらっていましたが、爪切りには自信があります。今までに切った患者の爪は千本は超えていると思います。家庭用の爪切りとニッパーを使っています。

二．「考える患者」

鹿児島市にあるA型事業所のラグーナ出版から「考える患者」シリーズが刊行されました。精神科医療の転換の始まり、その主体が徐々にではあってても変わりつつあるとつくづく思いました。

振り返ってみると、私たちは自分が勤務する病院やその時代の精神科医療観に合わせて患者を考えてきたのではなかったでしょうか。その治療や援助の在り方についても、精神科医療に携わる私たちがかなり一方的に考えてきたのではなかったでしょうか。

最近は、訪問看護やグループホーム、就労支援事業所など、精神科病院に比べればはるかに小さいグループや施設が増えてきました。その中には精神科病院での勤務を経験した看護師やソーシャルワーカーが、患者の希望に合わせた細やかな工夫を実践し始めたところがあります。精神科病院ではなかなかできなかったことでした。これは「考える患者」にふさわしい精神科医療の変化かもしれません。小ささを生かした患者への柔軟な対応や援助の可能性が少しずつ開けてきています。

三．クリニックで考えていること

精神科においても、ある程度の時間をかけた診察が少なくなりました。診断に必要な症状だけを患者から聞き、診断名を伝え薬を処方するというような話を聞いたことがあります。診察は二、三分で患者の顔をまったく見ないで電子カルテに向かっている精神科医もいるそうです。

しかし、たとえば、一口に「うつ病」と言っても、その方が置かれている状況や家族、生活史などは一人一人違うわけですから、臨床がそこまで単純であるはずがありません。症状はもちろん重要ですが、氷山の一角であることを忘れないようにしたいと思います。

私は、病名はいったん棚上げにして、できる範囲内の時間ですが、その方の話をよく聞くようにしています。あたり前のことかもしれませんが、話を聞くことが精神科の診療では最も大切なことの一つです。患者とその家族は強い不安を持っています。

何に困っているのか、悩んでいるのか、気がかりなことは何か。家庭や職場、広くは社会において、その方がどのような状況に置かれているのか。こどものころの体質や性格はどのようであったのか、趣味は何かなど。

この数年は、セカンド・オピニオンを求めていくつかの病院やクリニックを受診する方も増えていると聞きます。これも「考える患者」の一つのあらわれと思います。もっとも、私の師匠の星野弘先生から教えられたように、患者の多くは基本的には受動的であるのかもしれません。

ある中年期の男性は、職場の上司との関係で眠れなくなり「睡眠薬をもらおう」と精神科のクリニックを受診したところ、「うつ病」と診断されて自宅療養の診断書と抗うつ剤が処方されました。「休むつもりはなかった」と言います。薬を飲むと以前よりも体がかえってだるくなり、日中の眠気も強くなりました。他の医師の意見も聞いてみようと考えて私のクリニックを受診しました。

悩みや一時的な心身の不調が、診断のマニュアルどおりに「病気」として単純化されていることがあります。マスコミでもしばしば取り上げられるようになりましたが、うつ病の診断と抗うつ剤の処方量がかなり増えています。

ある青年期の女性は、こどもが幼稚園に通園するようになってから、体がだるく気力が湧かなくなりました。そのため、精神科のクリニックを受診したところ、「うつ病」と診断されて通院を続けました。抗うつ剤が数種類変わりましたが、だるさや気力のなさが続きました。この女性はきまじめで、こどものころから多人数の集まりが苦手でした。ところが、幼稚園では行事が毎月のように開かれていて、保護者の参加が義務づけられていたそうです。

体質や性格は半ばもって生まれてきたものであると思います。生活や生きるペースもその方の個性のように容易には変えがたいものであると思います。その時代の多数者のペースや価値観に無理に合わせることは一時的には必要な時もあるのかもしれませんが、無理や努力を長期間にわたって続けると心身ともに間違いなく疲弊します。

「話を聞いてほしい」ことを主訴に通院先を変えて受診する方も増えました。初老期の女性が数個の質問を用意して私のクリニックを受診しました。その中に「統合失調症の患者は話を聞いてもらってはいけないのでしょうか？」とありました。

病名は精神分裂病から統合失調症に変わりましたが、患者はほんとうに医療で差別なく大切にされるようになったのでしょうか。

また、幻覚妄想状態を呈して受診する方の中にも、その方を取り巻く生活状況の変化や生きるペースの乱れの中での反応性の現象として幻覚や妄想を理解した方が治療的と考えられる方が増えたように思います。

ある男子大学生は、考えがまとまらず止まらなくなり私のクリニックを受診しました。大学四年生の春に就職が決まりほっとしましたが、その後すぐに仕事に必要な外国語の検定試験の勉強を始めてから、次々と考えがわき出てくるようになり止まらなくなりました。他人の言葉が自分の頭の中で聞こえるような感じがするようになったため、家族に連れられて精神科のクリニックを受診しました。「統合失調症」と診断されて向精神薬を処方されましたが、「重い副作用が出る可能性もある」と伝えられてから恐怖感がいっそう強くなりました。

この大学生はこどものころから他人との諍いや争いが苦手でした。優秀な成績でしたが、過度のまじめさが心配されたそうです。診察では、検定試験の勉強は就職先に十分に慣れてからと伝え、新しい生活のペースに慣れるまでに時間がかかることなどを話し合いました。また、少量の抗不安薬と漢方薬を処方しました。その後の経過はおおむね順調です。

近年、適応障害やパニック障害、また、発達障害のような病態を呈する方が増えているのはなぜでしょうか。不眠や動悸、息苦しさを主訴に受診される方がとても増えました。職場の人間関係の悩みを語る方も増えた印象があります。

社会の中でせかされたような気持ちで生きている方が増えたのではないでしょうか。私もタバコを数本続けて吸っている自分にはっとすることがあります。

四．訪問看護とグループホームを見て考えること

訪問看護を利用することで入院を避けることができる患者が増えています。

「他人に暴力をふるってしまうかもしれない」と訴えて、あるボランティア団体の職員に付き添われて私のクリニックを受診した青年期の男性がいました。この男性は幼少期から集団への適応にかなり苦労しました。家庭の事情で実家を離れて一人暮らしを始めた頃から、「近所の人から文句を言われないか？」などの不安感が強くなりました。また、就職を焦ってその仲介業者の社員と口論になることもありました。訪問看護のベテランの看護師は、仕事を探す時期になったら相談にのるけれどしばらくはやめるように時間をかけて説得し、本人も納得しました。その後は速やかに落ち着きました。この看護師はこの方の話し相手になりました。また、一人暮らしで不足している家具を工夫してそろえるなどの生活の安心を具体的に提供しました。困った時には二四時間、電話でも対応していると聞きます。

また、グループホームでは、家庭的であたたかい雰囲気のところが増えてきました。ま

だその数は足りませんが、これを利用して退院できる患者や入院しなくてすむ患者が増えています。

家族の課題を抱えながらも、グループホームに入居してから落ち着いた初老期の男性がいました。幼少期に実母を亡くし継母に育てられました。青年期に統合失調症を発症しましたが回復は順調で、仕事をして会社の慰安旅行に参加したり友人との旅行も楽しみました。ところが、中年期にバブルが崩壊して失業し、同時期に実父も亡くなりました。病状が不安定になり精神科病院への入退院を繰り返すようになりました。青年期から家庭を持ちたいと願っていましたが、その縁に恵まれませんでした。また、慕っていた継母との関わりもなくなり寂しさや孤立感が強くなりました。その後、病院のソーシャルワーカーの勧めでグループホームに入居してから平穏に生活できるようになりました。

病院の外には規則に縛られることが少なく、自由に考えながら患者を援助する活動をしている方々がいます。私も病院の近くにあるグループホームを訪ねたことがありますが、心が洗われるような驚きを感じました。病院で関わりがあった患者がグループホームで過ごしていたのですが、入院中とはその表情がまるで違っていました。その施設の職員の表情も病院で会った時とは違っていました。患者も職員も緊張がほどけたような表情で寛いで過ごしていました。生活の場が違うとこれだけ違ってくるということでしょうか。

五．クリニックの休日

クリニックの休日には自宅の庭の手入れをしています。数年前のクリニックの開院後に始めたばかりで、まったくの初心者です。ヤマボウシやカツラ、ウツキなどの数本の木を眺めながら一服することが毎日の楽しみになりました。植物に接していると不思議なことに元気が出てきます。

葉が落ちて枯れたように見える木も、月日が経つと新しい芽が出てきます。水や栄養剤を与え過ぎてもよくなく、しかし、害虫がついた時などには発根剤を与える場合もあるようです。私は焦って栄養剤を与え過ぎたことがあったので、近隣に住むベテランの植木屋の指導を受けるようになりました。土がよければ手を加えずにそのまま様子を見る方がよいことも多いようです。

植物も人間も同じ生命体ですから、人間に対しても焦って変化や成長を促すことはできないのではないでしょうか。精神科も植物から学ぶことが多いのではないのかと考えるようになりました。

編集後記　患者と読む「統合失調症の臨床」と「心の平和」　川畑善博

工藤潤一郎医師との出会いは、二〇一二年、沖縄県で開催された統合失調症臨床研究会の販売所だった。私の参加目的は本を売ることで、沖縄の友人で、医師の田畑広人氏から、「ラグーナのつくった本に興味をもつドクターが集まりますから販売するといいですよ」と声をかけられたことがきっかけだった。医師が集まる大会ほど売れなかったので、半信半疑で臨時の販売所にいると、置かれた本を一冊一冊丁寧に眺め、「帰りに買いますから」と礼儀正しく、控えめに声かけしてくださったのが工藤氏だった。

「ラグーナでつくった本」とは、私が精神科病院勤務中から入院、デイケア患者らとともにつくった本で、「精神医学の概念を患者の側から捉えなおし、今、病いに苦しんでいる人に勇気を与えること」を目的としていた。本を刊行すると、意外なことが二つあった。一つは、社会が私たちを温かく迎えてくれたことだ。「社会は精神科の患者に冷たい」というイメージは結局のところ私自身がつくり上げた偏見でしかなかったことを恥じるとともに、病院を辞めてこの活動で会社をつくろうという勇気を得た。

もう一つの意外なこととは、精神科病院の反応である。病院に直接出向いて営業すると、好意的に迎えてくれた病院が多かったが、なかには「本を読んで症状が動いたら責任を取ってくれるの？」「患者が退院、退院と言い出したら管理ができない」と怒りをあらわにする病院もあった。工藤氏は、「精神科病院はほんとうにさまざまで、なかには少し冷たく、すさんだような感じがする病院」（一四四頁）の存在を指摘しているが、残念ながらその言葉は当たっていた。

勤務医だった氏にとって、精神科病院とは臨床の最前線であり、病いの特質上、傷つきやすくなった患者の心に刻印を与えてしまう重要な場所であった。それゆえに安全が保障され、患者の回復のために医療者と患者の信用関係と、情緒的交流が図れる空間でなければならない。本書では「病名告知と精神障がい者処遇の後遺症候群」（三六頁）や第二部において歴史の問題を取り上げている。この問題を理解するために、まず患者に対する処遇の歴史をたどってみよう。

精神科患者の処遇の歴史

工藤氏が精神科医になったのは一九八七年で、精神保健法が成立した年である。広田伊蘇夫氏は、『立法百年史』のなかで、「精神衛生法から精神保健法への改正が日本の精神保健に関わる法制上、転換点であった」と書いている。精神保健法は、一九七〇年前後と一九八四年に起こった精神科病院における患者への虐待や殺人事件を受けて、はじめて患者の人権を考慮した条文が盛り込まれた点においてまさしく「転換点」であった。

広田氏は、一九〇一年の精神病者監護法から一〇〇年間の患者の処遇を詳細にたどっている。

詳しくは付録の年表に譲るが、ここでは「長期入院患者」がなぜ存在するのかを視点として歴史を振り返ってみたい。本書第一部の臨床が縦軸だとすれば、第二部は時間という横軸にあたる。

まず入院から見ると、一九六〇年から一九八七年の二七年間で精神病床は、約七万一千床から三四万七千床へと急激に増加した。これは、「私宅監置から病院への公的監置」を法文化した一九五〇年の精神衛生法に基づく施策の表れだ。一九六〇年、医療金融公庫法が施行されて民間の精神科病院への長期低利融資が始まり、国が措置入院患者の入院費の五分の四を負担するとしたため、措置入院患者が一挙に増えた。広田氏は、一九八二年の調査で、本人の意思によらない非自発的入院（措置入院、同意入院）が約九五％であったと記している。（工藤氏は「私は一九八四年の学生時代にはじめて国立療養所東尾張病院で実習しましたが、（本人の意思による）自由入院の方がほとんどでした。とても良い病院で学べたとつくづく思います。運がよかったとしか言いようがありません」（私信）と書いている）

また、建物は、「精神病室……は、危険防止上、必要な遮断を設けること」（医療法施行規則、一九四八年）、「本基準は四〇〇床程度の単独精神病院を想定して作成されたもの」（精神病院建設基準について、一九五四年）に基づいていたため、頑丈に遮断された巨大精神病院が、土地の安い人里離れた場所に建設されていった。また、年表の「精神病院特例」の通り、スタッフ数は一般病院より少なくて済んだ。閉鎖病棟における電話機の設置は、一九八五年の「ガイドライン」通知を待たねばならなかった。すなわち、精神衛生法時代に入院した九五％の患者は、国の入院・収容主義（hospital oriented principle）に基づき自分の意思によらず入院させられ、「公的な人権救済の人的救済機関との連絡もほとんど絶たれ、精神病院という［陸の孤島］での生活を余儀なくされた」（広田）ということになる。

一方、退院促進が叫ばれるようになったのは、「病院から社会復帰施設へ」を掲げた一九八七年の「精神保健法」以降であり、それが本格化したのは「入院医療中心から地域生活中心へ」を掲げた二〇〇四年の「精神保健医療福祉の改革ビジョン」である。改革ビジョンでは、「社会的入院」と呼ばれる「受け入れ体制が整えば退院可能な七万二千人」の早期退院・社会復帰を推進すべく、ベッド数の削減と機能分化、社会復帰施設の具体的な数値が示された。

工藤氏は、「一九九五年ごろに、精神科病院が変わりはじめた」という。「当時、病院に勤務していましたが、点数に関する指示が各部署に出され、作業棟の職員も困惑していました。『あっさりとした医療』というのは、二〇〇四年前後だったかもしれません。以前は、たとえば、入院の説得に数時間かけて診察をしていたのが良質な精神医療の見本でした。しかし、それが変わりました。また、作業療法も大きく変わりました。ゆとりがなくなり、一緒に楽しむような姿勢がなくなったのかできなくなったのか……」（私信）。氏が特に問題としているのは、患者の「たらい回し」である。機能分化と長期入院患者に対する診療報酬の引き下げは、「かつての精神医療が施設外で暮らせないようにしてしまった老いた患者」（一三二頁）の退院促進、転院をもたらした。

第二部を読むと、医療者としての倫理の問題の前に立たされる。自分の意思によらないで入院した人々を自分の意思によって退院させるためにはどんな支援が必要だろうか。彼らを温かく迎え入れるために、病院外でどんな支援が必要だろうか。自戒を込めてであるが、日々の糧を稼ぐためにかつてあった理想を忘れ、医療福祉従事者としての自恃を失いかけている方にこそ読んでいただきたい。

寛解過程論について

第一部は、主に医療福祉スタッフ向けに書かれた統合失調症臨床の報告である。

工藤氏の臨床は、寛解過程論（中井）を導きの糸としている。氏の要約によると、寛解過程論は、「統合失調症という事態に対して身体が最大の応援者である」という視点から、「精神症状と身体症状の重要度に差をつけることを一切やめて、縦軸に精神症状と身体症状を、さらに描画、対人関係、生活的側面を加え、横軸に時間をとってグラフ化し、（中略）非侵襲的に充分に配慮された精神療法的な関わり合いを通して生まれた」という。『希望の原理』の著者ブロッホは、希望を「方向づけの認識行為」と定義しているが、中井氏は、慢性「状態」とされていた寛解期に、臨界期、寛解期前期、寛解期後期という「過程」を認識することで、「精神分裂病は治りにくい病気ではなく、回復を妨害する要因が多い病気である」という回復への方向づけ（希望）を与えた。このことを十分理解していた工藤氏は、身体に現れる徴《しるし》に回復への期待を持ち続け、「精神分裂病という名称にもまったく悪いイメージを持たなくてすみました」（私信）と述懐している。

寛解過程論的な関わりでは、長い時間の経過のなかで患者を理解する必要がある。そこで大切になってくるのは、患者の歴史であり、カルテを読むことである。

私も精神科病院勤務中、ことばでの交流がもはや困難となった患者を前にしたとき、導きの糸を探すべく古く分厚くなったカルテを倉庫から引っ張りだし年表をつくった経験がある。そのなかで、病棟の隅にひっそりと佇む男性が、戦争を経験し子どもを育てこと、一日中廊下を行ったり来たりしている男性が、かつて離院や退院請求を繰り返し、面会が途絶えたころに「私はここでいいんですと、いつものように語る」ようになったこと、などの事実を知った。氏が言うように、その人の歴史を知ることから起こる自然な敬意こそが、虐待防止につながるのではなかろうか。

本書のケース報告に登場するのは、言語的交流も身体症状も乏しい重度の患者である。ゆえに医師は、患者のそばで過ごし、小さな心身の変化を回復過程に位置づける細やかな観察が必要となる。幻聴や妄想のある患者も登場するが、氏は、それらの症状は寂しさやパートナーの不在を補うものとしてそっとしておく。その代わりに、下痢や便秘、微熱、悪夢に臨界期の到来を、疲労感のなかに寛解期前期の「繭の時期」の到来を読み取っていく。回復の徴が身体にどのように出現するかを確認しながら読み進めれば、一日中臥床している患者に対して、「布団の中では少しは安心して過ごせますか？」（七三頁）と尋ねる氏の意図がわかるだろう。

その対極にあるのが、侵襲的で、治療の効率性を求める電気けいれん療法であろう。弊社編集部で働く有川は、急性期に強制的に病院に連れて行かれて電気けいれん療法を受け、一週間記憶がなかったことで、医療に対して長い間不信感を抱いた経験を持つ。彼女は、本書を読み、氏の患者に向かう姿勢を次のように語っている。

「工藤先生の診療方針や診察における心得を読んでいくと、〝ムラのお医者さん〟という印象を受けた。普通、病院は専門に分かれていて、患者はたらい回しにされ、次第に医療に関して不信感を持つようになる。ところが〝ムラのお医者さん〟は幅広く奥深い知識で真摯に診察し、そして、不安になっている患者を優しく諭し、患者は安心して小さな診療所から大病院に移れる。このように、医者が患者の信頼を勝ち取るには、知識以外に、医者の人間性や診察に対する心得というものが大事になってくる、と私には感じられた」。

氏は、寛解過程論の臨床から「回復観の幅広さやちょっとした工夫が患者さんの回復に影響すること」を挙げ、それとともに「患者さんやそのご家族の苦労を想像し、できるだけその気持ちを汲む姿勢」を学んだという。そして、「特別な情熱や才能がなくても、自分でもできる範囲内の工夫をすれば、患者さんの回復に役に立つという視点です。これは、中井先生が『高度の平凡性』と呼んだことと同じようなことかもしれません。また、こつこつと与えられた仕事を続けることでしょうか」（私信）と自らを振り返っている。精神科は患者と長く付き合う必要があるゆえに、この「高度な平凡性」こそ医療スタッフにとって重要な資質ではないだろうか。

心の平和と恐怖について

工藤氏は「『今、少しは平和ですか？』と尋ねて、その質問の意味を解さない統合失調症の患者はいない」（五三頁）と書いている。本書は、この「心の平和」はいかにして可能かという問いに貫かれている。氏が、平和の対義語と考えているのは「恐怖と萎縮」（私信）である。本書一〇カ所で取り上げている通り、病むことのつらさの土台になっているのは「恐怖」であり、その後の心身の萎縮《ちぢかみ》をいかにほどいていくかが氏の臨床のポイントの一つに挙げられよう。

本書にも登場する弊社編集部のエピンビに、「急性期の真っただ中で起こった事態は、医学的には急性統合失調症状態と呼ばれているけれど、患者にとってはどのような事態なのですか？」と聞くと、彼は次のように書いた。

「怖い体験。まるでジェットコースターのように高みに登りその勢いで地の底目指して降りるように。でも、ぼんやりだ。あとで振り返って仮に書いてみるとそんな感じになるだけだ。生理的な感じの体験であり、『恐怖中枢』というのが仮にあったとしたら、それが強く活動する感じなのではないかと思う。嵐の海で揉まれるような一夜があって、その中での体験の断片である。本体はごった煮状態のイメージの塊で整理できそうもない。それより前の体験は物語的な形を保っているけれど、その形が崩れている。前後関係も整理できない」。

　また、本づくりを一緒にはじめた竜人は、急性期のメモ書きを小説にまとめた人物である。彼は発症の事態とは、「皮膚が腐って地底に溶けていったと思ったら地球を離れ、宇宙なのか無なのかわからない場所を、精神のみで無意味に宇宙そのものになったり一人ぼっちになったりする恐怖体験という感じですかねえ」と答えた。彼は、現代の心理学や精神医学の用語ではこの恐怖は表現されていないと語り、聖書の黙示録や古代世界を引き合いに出した。「物ごとのなかで恐るべきものとは、恐れのほかには何も存しない」（セネカ）、「死とか窮乏が恐るべきものではないのであって、恐るべきものとは死や窮乏に対する恐れそのものなのである」（エピクテーシス）。

　患者にとって統合失調症という事態は、まさに「恐怖中枢の強い活動」「恐れそのもの」の体験の言い換えにすぎないようだ。別のある女性は、「あれ（恐怖）が、ひしひしと、もやもやと、ぞわぞわと、あるいは突然に忍び寄ってくると発作に襲われる」という。そして「あれを味わうくらいなら軽い発作で収まった方がまだマシです」と付け加えた。こうなると幻覚、妄想、不安発作は、患者にとっては「健康な」反応である。弊社編集部の星礼菜は、幻聴や妄想の役割について次のように書いている。

「私は当時、自分は女神のような存在で、なんでも願いがかなうというファンタジーを持っていました。これは何度も就職に失敗して落ち込んでいた自分を慰めるためのものだったのかもしれません。幻聴や妄想には平地に引き止める役割があって、無理に消すと今までに味わった冷たい現実の底に落ちてしまいます。患者は他者と気持ちを分かち合い協力し合う経験に乏しいと思うので、先生のおっしゃる『共感能力』(七四頁)は主治医や医療スタッフにあってほしいなと思います」。

工藤氏はこのことを十分承知しており、幻覚妄想を寂しさを補うものとして取り扱っている。そして、恐怖が統合失調症の土台にあるがゆえに安全保障感を、心の平和を、もっとも大切にしているのがわかるであろう。

初老期の破瓜型患者と「心の生ぶ毛」

工藤氏が医師として関心を寄せるのは、病院のなかでひっそりと暮らす初老期の方々であり、特に「破瓜型」と呼ばれる患者である。精神医学の定義を見ると彼らの味わい深さが表現されていないので、私の体験からそのイメージをまとめることにしたい。

私が出会った破瓜型の患者は、恐怖が世界の隅々を覆っているかのように不安げに周囲の事物に恐る恐る触れる。長年の恐怖と不安で心身が萎縮したためか身体の動きが硬く、その圧力からか小さな弱々しい声で話す（「回復してくると声にも張りがでてきます。字と同じです」（私信））。身体症状の変化に乏しく、病棟で目立たない存在だが、周囲を、とくに安全を保障してくれる人をよく観察しており、私が約束を忘れたり、仕事でミスをしたりすると、「川畑さんはお忙しいですから」とポツリと優しい言葉をかけてくれる。私が、頭が上がらない人々だ。私が一〇年ぶりに病院を訪ねると、その人は入院継続中で、私の名前を呼び、そばにそっといてくれた。その控えめな慎ましさ、繊細さに包み込まれる空間は、「心の生ぶ毛」（一四八頁）という表現のほか思いあたらない。

心を庇護している「心の生ぶ毛」を擦り減らさないことが氏の臨床の土台であり、氏は、寛解期前期における寂しさと、寂しさをわずかでも保護してくれるパートナーの不在が、彼らの寛解期後期への回復過程を足踏みさせているのではないかと仮定している。しかし彼らは、身体症状も寂しさも訴えようとしない。ゆえに、医療者の務めは、細やかな身体観察とあたたかな雰囲気づくり、そして「患者のそばにいること」につながっていく。

ケース報告の「声が出なかった女性」が、氏とどのような時間を共有することで「空を見れば星があるし、前、星がなくなったと思った時あったけれど」（七九頁）と語るようになるのか。「無表情で声の調子の抑揚にも乏しい硬い四〇歳代の男性」が、二年を経て「真っ黒に塗りつぶされた枯れ樹から緑がわずかに芽生え始めている樹」（五六頁）を描くようになるのか。私は臨床の技法以上に、本書のいたるところで感じられる工藤氏の人柄がもたらす患者との情緒的交流が回復を導いていると思えてならない。前述のエピンビは、座談会での工藤氏の印象をこう書いている。

「(本書を読んで）座談会のときお会いした静かな印象の工藤先生の姿がうかびます。どちらかというと、一見地味に見える患者さんのことをほんとうにわかってくれるのは静かな印象をもつ先生のほうかもしれません。たぶん、そっちのほうがウマが合うのだと思うし、また表面は静かであっても内側は豊かな世界をもっていることをよくわかってくださっているのだと思います。静かな人の口からふと漏れる一言になんともいえない味わいがあるのです」。

編集後記の後記

本書を理解するためには、背景となっている患者の処遇の歴史、寛解過程論の知識が要求される。その一端の、さらに万分の一でも読者に知っていただきたく、自ら編集後記を申し出たが、何度も挫折しかかった。工藤氏は、数十回に及ぶ私の問いのメールに丁寧に答えてくださり、氏の「あせらずになさってください」という言葉に何度も救われた。歴史の解釈、寛解過程論の評価は多岐に及んでおり、私が一方的な意見を書くと、「こんな考えもあります」とその都度助言してくださった。本文に「思います」ということばが多いのは、さまざまな考え方があるという幅広い知識に基づく学問的姿勢と、そのなかで私はこうするという謙虚な態度表明を示している。

本書を患者と一緒に読めたのは、患者が傷つかないという安心感があったからである。最近の、精神疾患をあたかも内科の病気のように脳の機能不全として取り扱っている他の論文を読むと、患者は実験動物のように扱われていると思い傷ついてしまう。患者は、統合失調症が歴史的、文化的、社会的、生物学的、医学的、構造的、実存的を含む全体的な「失調」だと知っている。また、病いを癒やすのは、結局のところ人しかないことを知っている。本書は、そんな統合失調症の奥深さを伝えている。

星礼菜は、「『彼が身体の手入れをしてくれていることに私は感謝の気持ちを伝えました』（八七頁）というところが、孤独な人には染み渡る優しさだと感じました」と語った。医療者が考える治療と、患者が求めている治療は、ますます乖離しているような印象を受ける。患者が求める治療とは何かを本書から読み取っていただければ幸いである。

最後になるが、工藤氏は、「高度な平凡性」の大切さを繰り返し語っている。予兆としての「気がかりなこと」（三三頁）を手掛かりとして、あたたかな雰囲気のなかで、〈いま、ここ〉でできる「小さな工夫」（一五六頁）をともに積み重ねていくこと。今までとこれからをつなぐ歴史の最前線は、ブロッホがいうように〈いま、ここ〉にしか存在しない。読者のみなさまに、工藤氏のいう、「心の平和」の手触りを少しでも感じていただけたら幸いである。

（ラグーナ出版代表／精神保健福祉士）

文献

（1）エルンスト・ブロッホ『希望の原理』白水社、二〇一二年
（2）パウル・ティリッヒ『生きる勇気』平凡社、一九九五年
（3）工藤潤一郎「精神科臨床のための100文献　精神分裂病状態からの寛解過程」『こころの臨床à la carte』増刊号、一二〇頁、二〇〇三年
（4）工藤潤一郎「精神科病院における統合失調症の臨床で心がけていること、課題にしていること」『治療の聲』一四巻、一二－一三頁、二〇一三年
（5）中井久夫『統合失調症2』みすず書房、二〇一〇年
（6）中井久夫、考える患者『統合失調症をたどる』ラグーナ出版、二〇一六年
（7）中井久夫、考える患者、高宜良、胡桃澤伸『統合失調症の過去・現在・未来』ラグーナ出版、二〇二〇年
（8）広田伊蘇夫『立法百年史』批評社、二〇〇四年

付録　年表「立法一二〇年史」

※この年表は、本書の理解を助けるために、『立法百年史』、厚生労働省ホームページ「我が国における精神保健医療福祉施策の動向」を参照し、ラグーナ出版編集部で作成した（文責、川畑）

一九〇一（明34）	精神病者監護法公布
一九一七（大6）	「精神病者私宅監置ノ実況及其統計的観察」（呉秀三、樫田五郎編）「わが邦《くに》十何万の精神病者は実にこの病を受けたる不幸の他に、この邦に生まれたるの不幸を重ぬるものというべし」と記す。
一九一九（大8）	精神病院法公布
一九三二（昭7）	第一回公立及代用精神病院協議会開催。精神病院の管理・構造、保護室の構造・管理法等を課題として毎年開催
一九三九（昭14）	電気痙攣療法を日本に導入
一九四一（昭16）	前頭葉白質切除術を創始
一九四九（昭24）	日本精神病院協会設立
一九五〇（昭25）	精神衛生法公布
一九五四（昭29）	クロルプロマジンの使用始まる。精神病院開設国庫補助制度を設立。

一九五八（昭33）	「精神科特例」：精神病院を〝特殊病院〟と規定、一般病院の医師数と入院患者の比率が1：16名に対し、精神病院では1：48で可とした。
一九六〇（昭36）	医療金融公庫法施行。民間の精神科病院への長期低利融資が始まる。
一九六一（昭36）	措置入院患者の医療費、国の補助を5／10から8／10に引き上げる。
一九六四（昭39）	ライシャワー駐日米国大使刺傷事件。マスコミ各社、精神障害者の〝野放し〟論調を強める。
一九六五（昭40）	精神衛生法改正。全国精神障害者家族連合会発足
一九六八（昭43）	クラーク報告書「日本における地域精神医療」（多くの精神病院は閉鎖的で、慢性化した患者が無為の生活を送り、社会復帰活動は困難で、病院規模は巨大化しつつあった等の事項を記載）
一九七〇（昭45）	精神科病院における看護者の患者に対する度重なる傷害事件を受けて、「精神病院の運営管理に対する指導監督の徹底について」通知。
一九八三（昭58）	第四回全国精神衛生実態調査。総入院者(33万4千人)の22％、7万4千人は訪問指導、社会復帰施設、職親制度、共同作業所等の条件整備で近い将来、退院可能と推定。
一九八四（昭59）	宇都宮病院傷害致死事件。日本自由人権協会は国際人権連盟宛にレポートを送付。「精神障害者に対する日本の医療上の処遇は、国際規約・B規約9条に違反する」との要旨であり、国際人権委員会はこれを受理、人権小委員会での審議となる。
	『中井久夫著作集』（岩崎学術出版社）刊行スタート

一九八五（昭60）「精神病院入院患者の通信・面会に関するガイドライン」（精神病院入院患者の院外にある者との通信・面会は原則として自由であり、信書の発受は制限しないこと、閉鎖病棟にも公衆電話機を設置すること等を通知）

一九八六（昭61）『精神科治療学』（星和書店）創刊

一九八七（昭62）精神保健法、国会で可決

一九九一（平3）老人性痴呆疾患療養病棟の施設整備基準（保健医療局長通知）

一九九三（平5）障害者基本法（旧心身障害者対策基本法）」成立

一九九五（平7）精神保健及び精神障害者福祉に関する法律（精神保健福祉法）施行

二〇〇一（平13）大阪・池田小学校に男が乱入、児童8名刺殺される。

二〇〇二（平14）「今後の精神保健医療福祉施策について」（「受け入れ条件が整えば退院可能」な約7万2千人の精神病院在院者の退院・社会復帰を図ること、これに伴い精神病床の減少を見込むこと、当事者が主体的に選択できるよう、地域内に多様なサービスの充実を図ることが盛り込まれた）

「精神分裂病」を「統合失調症」と改称（日本精神神経学会）

二〇〇三（平15）「精神保健福祉の改革に向けた今後の対策の方向」（精神疾患は発症したとしても、早期に適切な対応を行えば、当事者は地域で社会生活を継続することは可能であり、また、入院が必要な状態になっても、手厚い急性期治療により、多くは早期の退院を見込むことができる。たとえ10年、20年を超える長期入院を余儀なくされていた場合でも、適切な社会生活訓練等のリハビリテーションや退院支援・退院後の居住

	先の確保及び地域生活支援で、社会生活が可能となる場合もある）
二〇〇四（平16）	精神保健福祉の改革ビジョン（今後10年間に改革の軌道を「入院医療中心から地域生活中心」に転換。なお、社会的入院を減らすことについては、各都道府県の入院患者の平均残存率（1年未満群）を24％以下とし、退院率（1年以上群）を29％以上とする。この目標達成により、10年間で約7万床相当の病床数の減少が促される） 心神喪失者等医療観察法施行
二〇〇六（平18）	障害者自立支援法施行。精神保健福祉法の一部改正
二〇一三（平25）	障害者総合支援法施行（障害者自立支援法改正） 障害者虐待の防止、障害者の擁護者に対する支援等に関する法律施行 国際連合人権理事会は日本に対し、患者の大勢が自らの意思に反して長期入院していること、身体拘束と隔離が過剰に用いられていることを警告。
二〇一四（平26）	障害者権利条約批准
二〇一六（平28）	障害を理由とする差別の解消に関する法律施行
二〇一七（平29）	相模原障害者施設殺傷事件。被告は以前措置入院を受けていた。翌年、この事件を受けて「精神保健福祉法改正案」が国会に提出されるも、措置入院者の退院後ケアをめぐって議論が紛糾し、廃案となった。
二〇二〇（令2）	精神科病院における看護者による患者集団虐待事件が報道される。

初出一覧　※　単行本化にあたり、大幅に加筆修正を加えています。

第一部
第一章の一　統合失調症で見過ごされやすい症状『シナプスの笑い』三三号、三一－三九頁、三四号、五一－五七頁、ラグーナ出版
第一章の二　ある患者に認められた眼症状―潜在性斜視―［原題　ある精神分裂病患者に認められた眼症状（潜在性斜視）の経過―精神分裂病の寛解過程および再発過程の一指標として―］『治療の聲』第三巻二号、二三五－二三九頁、二〇〇一年
第二章　今、平和ですかと尋ねて、その質問の意味を解さない統合失調症患者はいない　未掲載
第三章　統合失調症の寛解前期に語られる寂しさ［原題　分裂病寛解前期の「寂しさ」を取り上げることの治療学的意義］『精神分裂病　臨床と病理二』一一五－一三三、永田俊彦編、人文書院、一九九九年
第四章の一　老年期に寛解した患者［原題　晩期寛解した統合失調症患者―患者の生き方と精神療法的な関わり―］『治療の聲』第一二巻第一号、一二九－一三三頁、二〇一一年
第四章の二　中年期に再発を繰り返した患者［原題「寛解期前期」―経過が長期化した患者の場合―］『こころの臨床a・la・carte』二三巻二号、一六九－一七四頁、二〇〇四年

第二部
第五章　現在の精神科医療と慢性期の統合失調症患者『統合失調症のひろば』一号、一七九－一

八七、日本評論社、二〇一三年
第六章　長期入院の患者さんの今からとこれから―私の経験から―『シナプスの笑い』二一号、九一―一三頁、二二号、二〇―二四頁、二三号、二九―三二頁、ラグーナ出版
第七章　クリニックで精神科医療を考える『シナプスの笑い』二五号、三〇―三四頁、二七号、九―一六頁、ラグーナ出版

■著者略歴

工藤　潤一郎（くどう・じゅんいちろう）

精神保健指定医、医学博士

1961年に東京都で生まれ鎌倉市で育つ。1987年に名古屋大学医学部を卒業。東京大学医学部附属病院分院神経科で研修後、名古屋大学精神医学教室に入局。

その後、国立療養所東尾張病院医長、青山会青木病院診療部長、湘南鎌倉総合病院精神科部長を歴任。この間、東京大学保健センターと日本女子大学カウンセリングセンターで学生相談、新宿区落合保健センターで精神衛生相談に従事。

2014年に神奈川県藤沢市に工藤メンタルクリニックを開設。

著書に『分裂病の精神病理と治療』８巻（共著、星和書店）、『精神分裂病　臨床と病理』１～３巻（共著、人文書院）など。

統合失調症臨床の経験
心の平和をめぐって

二〇二〇年五月二十七日　第一刷発行

著　者　工藤潤一郎
発行者　川畑善博
発行所　株式会社 ラグーナ出版
〒八九二－〇八四七
鹿児島市西千石町三－二六－三F
電　話 〇九九－二一九－九七五〇
ＦＡＸ 〇九九－二一九－九七〇一
URL http://lagunapublishing.co.jp
e-mail info@lagunapublishing.co.jp

印刷・製本　シナノ書籍印刷株式会社
定価はカバーに表示しています
乱丁・落丁はお取り替えします
ISBN978-4-904380-93-2 C3047